大展好書　好書大展
品嘗好書　冠群可期

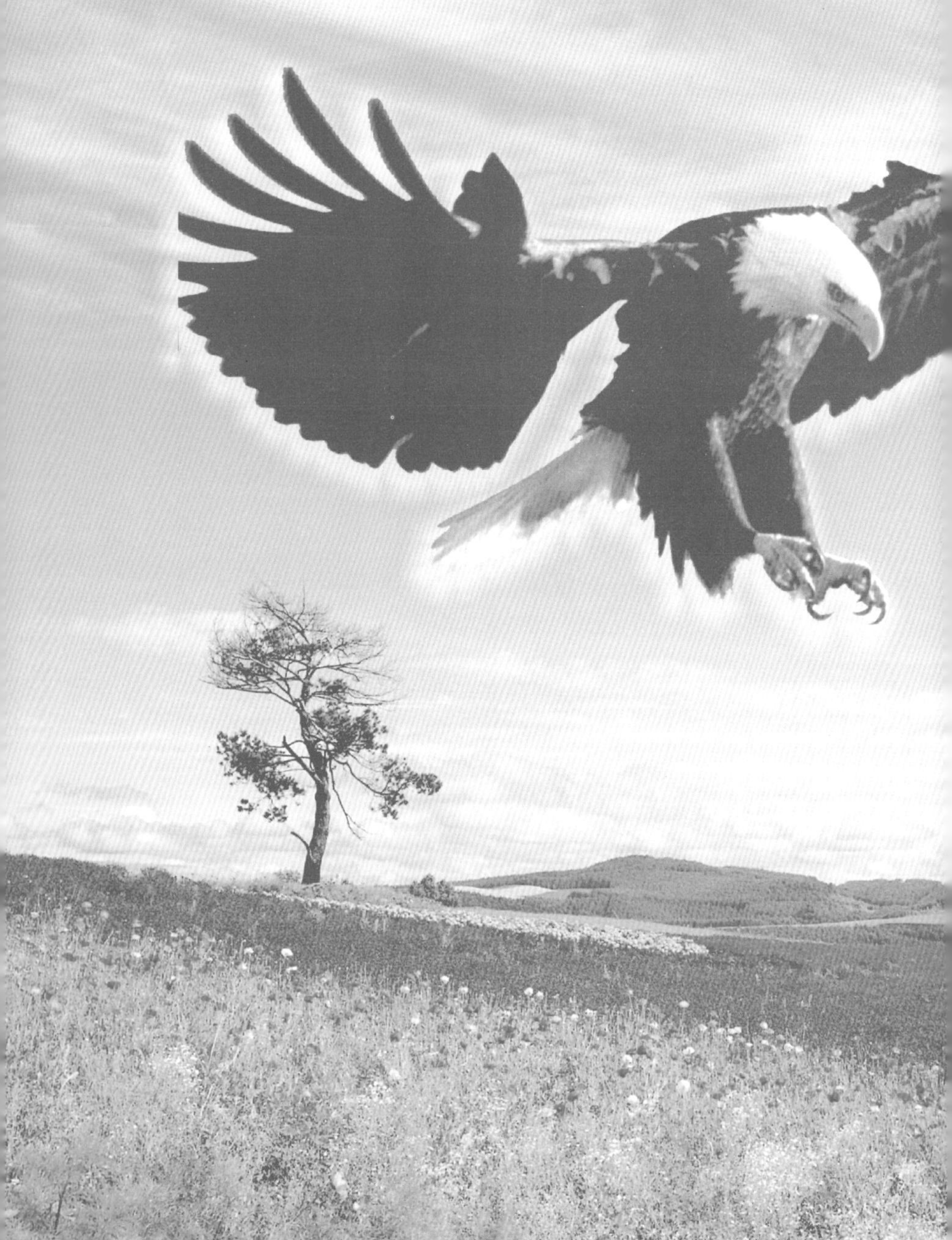

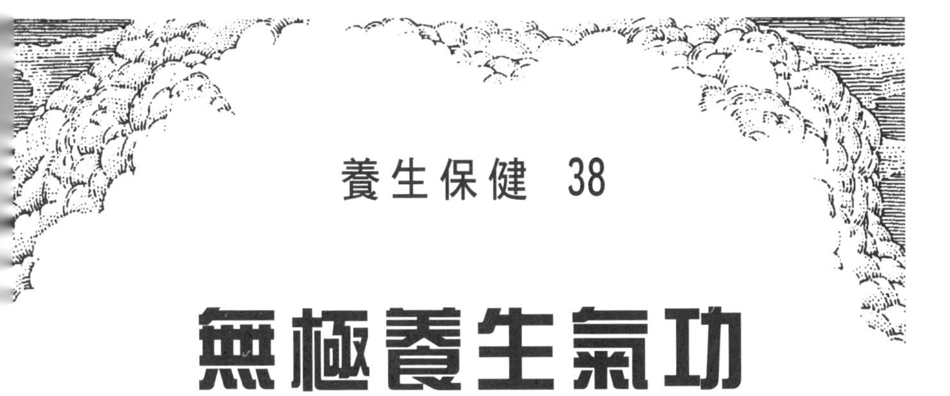

養生保健 38

# 無極養生氣功

曾廣中 著

大展出版社有限公司

# 目　錄

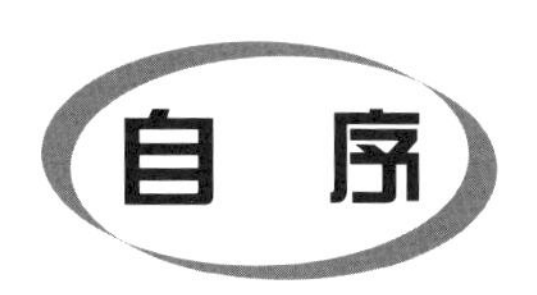

# 自　序

從小遺傳了過敏體質，舉凡氣候的冷熱，乾濕度的變化，每天起床都可以讓我噴嚏、眼淚直流，當時的環境，父母親均忙於工作，僅叮囑我要多穿衣物，免得感冒，哪知道何謂「過敏」呢？長大後，知道這並不只是個小毛病而已，但經過多方嘗試，西醫、中醫等等…均無法改善，想著這過敏症狀，竟要陪我過一生，雖然萬般無奈，但也只能徒然接受。

接觸氣功是在我19歲服役時，於偶然機緣下，認識了我的氣功啟蒙老師，一位老士官長，他與我非常投緣，主動要教授我他的家傳氣功，在好奇的驅使下，跟隨他練了兩年他自身的家傳氣功，發現自己氣感雖強，但卻仍無法打通任、督二脈，儘管如此，我的過敏性鼻炎卻也未再復發；某天，我的氣功啟蒙老師，老士官長告訴我說：「見你氣功練得極其勤快，頗有天分，而我的家傳氣功功法已全數傳授與你，若想修煉更高深的氣功，可以再另求名師學習」，這位老士官長與我亦師亦友，心中對這位良師益友諄諄之言眞是感激莫名，自此也展開了我爲期五年氣功學習之路。

細數五年來拜過的老師共計八位，各個師父都是二十年前當代的一時之選，我的想法就是既然要學氣功，就要向最有名氣的老師學習，當時我的老師均武功高強，例如：能手輕輕一揮，一張薄紙有如利刃，入木三分；能雙腿盤坐，身體快速上下彈跳；能將全身血液快速集結於身體的任何位置；能將口鼻封住三十分鐘，以皮膚表層呼吸；能將點燃之香煙以大拇指和食指上下拿著，手指完全沒有燒傷；十位大漢推其左手臂，其以右手輕拍左手臂，十位大漢立刻如受極大反作用力而向後倒下，離其愈遠者，彈的愈遠；腳踩雞蛋，雞蛋完好如初，身輕如燕；腳踩玻璃，腳掌硬如鋼，沒被割傷；能以兩條電線插電源正負極，雙手分執兩電線頭，接通後烤熟蝦子。

我深信自己所拜得的師父都是當代的一時之選，惟學了五年，所費不貲啊！但儘管學費昂貴，卻仍覺得十分值得，因爲這使我更加瞭解氣功內外兼修（內練五臟六腑，外練筋、骨、皮）的道理與方法。由於對氣功的興趣甚高，因此，每日不論多麼忙碌，必定修煉氣功三小時以上，而這個習慣至今仍未改變，也正因如此，在用心與精益求精的自我要求下，我將所有氣功的功法融會貫通，並研發出一套屬於自己的練功方法。

悟通『無極』這個道理，源於我二十三歲時遇到的一位高人，他讓我眞正了解所謂「人外有人、天外有天」的道理！原本我與這位高人只是萍水相逢，然而卻相談甚歡，談古論今，只覺得與他一見如故，席間高人突然拍拍我的肩膀說：你氣功練得如何啊！（我心頭一驚，心想：

我好像還沒提過我練氣功之事吧！然後他眼睛一閉，再睜開眼睛時，覺得他的雙眼變得深邃不可捉摸……）繼續對我說：日後你會認識很多朋友，這些人將非常的信任你、支持你，可是你要記得千萬不可以此自滿（他指了指天），你知道它有多廣闊嗎？然後又笑著說：呵呵！你還有個孝順的兒子喔！我不禁有些莫名所以，他看出了我的疑惑，接著說：我這一生中所經歷過之所有事（現今看來皆一一成眞，令人不可思議！）

他又說：他自小便有特異的體質，除了練功還皈依佛門，算是修行之人，與我有善緣，便和我聊聊，希望能對我有所幫助；仔細一想自己似乎遇到高人了，他竟然能感受到我「氣」的深淺、準確地論過去，以及預測未來所有將發生之事，眞是太神奇了！接著他告訴我說：我自軍中退役後，會正式開班教授氣功，氣功是身心靈的修煉，將身體恢復健康只是修煉氣功最基本的功效，眞正高深的氣功是在靈修的部分，是一般人看不見、摸不著的，是科學也無法證實的，他慢慢的細述他如何打通全身經脈，進而打通中脈，進入靈修，練成所謂的陰神出竅、天眼通、陽神出竅等等，然而這些都不是最高境界，我問他什麼是最高境界呢？他說：有人知道天地之間有多寬、多廣嗎？海有多深，可以探測嗎？甚麼是最高境界呢？「要靠心靈去體會，要靠智慧去擷取精華」，而天地之大，包容各種生物物質之存在，又豈是可以度量的呢？

而在我細細思量之後，便頓悟用『無極』兩字來表現無限的能量，超越陰陽，無所有，無所不能也！

從剛開始只是單純的想改善自身過敏體質，到遍尋名醫，因緣巧合地成為氣功修煉者，而後能融會貫通，練就了氣功，更親身感受到氣功能讓身體恢復健康的強大效力，因此積極鑽研出一套有系統、簡單易學、有效的氣功功法，而自創『無極養生氣功』。其修煉的功法淺顯易學，能提高學員們的學習意願，降低學習的障礙，打破許多「氣功」的迷思與懷疑，可在短時間內循序漸近地打通任督二脈、十二經脈，並達到身體健康的目的。『無極養身氣功』不僅能將前人的智慧傳承下去，也能讓學員們享受健康的人生。

常有學生問我，練氣功到底有什麼好處？為何能治病？多久能治好病？許許多多的問句？但首先要探討疾病的產生原因，以中醫的學理，以及造成疾病的原因，這和血液的關聯性很高，當體內血液循環不良時，對身體好的氧氣、養分等，無法順利輸送到達需要這些成分的器官、組織，而導致好的細胞無法新生，壞的細菌、病毒無法排除，疾病於是產生，而練氣功剛好是一個可以加速氣血循環的好方法，練氣功時加速氣血循環後，可促進新陳代謝，自然就能逐步提升自體的免疫功能，隨著功力的累積提升，最終能克制疾病，進而袪除疾病。

以自身的經驗而言，還記得三十歲時，曾經做了一次全身性健康檢查，沒有發現貧血的狀況，令我有些驚訝，原來來自遺傳的地中海貧血的情形，竟在不知不覺中消失了；直到三十六歲時，出了一場重大的車禍，臉上縫了三十幾針，因為我有遺傳性蟹足腫，這又讓我擔心至極，深怕就此毀容，奇怪的是，我所擔心的事，居然沒有發生，這也讓我注意到，蟹足腫的體質竟然已調整、修復了。這又增添氣功自癒的一項眞實案例。

爲積極推廣『無極養身氣功』，目前於各地開班授課，週一至週日，每天的教學課程都排得很緊湊，雖然沒有自己的閒暇時間，但是看見許多學員身體上的一些小毛病都改善了，更有一些罹患糖尿病、淋巴癌、憂鬱症等的學員都痊癒了，眞的很開心，這也是我推廣『無極養生氣功』最大的感動，每當看到學員們認眞的學習，且得到自己所希望達到的目標時，心中的歡喜確實是很難形容。

現在我最大的目標，就是把『無極養生氣功』傳承下去，讓身體健康的人更健康；深受疾病所苦的人，能獲得健康之鑰，遠離疾病的痛苦；心情鬱悶的人，能重拾快樂；想追求更高層修煉的人，能得到正確的指引。這是『無極養身氣功』存在之最大價值，也是我最大的快樂與意義所在。

在此衷心的感謝所有贊助、支持、鼓勵本書發行的所有學員、朋友、家人等，你們才是催生本書之最大動力，希望能藉由本書的發行，幫助所有需要幫助的人。

曾廣中

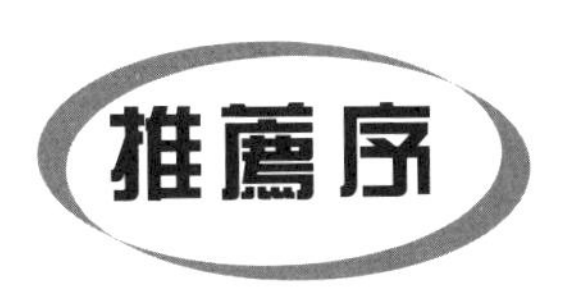

# 推薦序

## 劉振邦

對於氣功，我只是剛窺門徑的初學者，照說沒有資格來爲這本書寫序。但數個月來，從本書作者修習基礎、進階課程以來的體驗和獲益，我是極願意向大家，尤其是對養生氣功有興趣的初學者，推薦這本簡明實用的書。

我在青少年時期喜歡閱讀武俠小說，很多小說中的主角不是吃得千年朱蛤、喝得萬年蟒血，就是要靠著武林耆宿捨命將一甲子功力灌注，然後才能打通任督二脈，列入高手之流，如靠自修苦練，動不動就說要幾十年功夫，這只是小說故事好玩的說法。

眞正氣的道理和修煉方法，在中國流傳演化已有數千年之久，不論是爲修道、禪悟、武術或養生，各種流派百家爭鳴，各有特色功法。近代中國相關於氣功的研究很多，與中醫理論或科學驗證合著探討，有不少書籍出版，論文發表，網站上也有很多的資訊和討論。

在陳履安先生擔任國科會主委的那段時間，他也推動了這項研究，由現今台大校長李嗣涔博士成立氣功研究小組，那時又引發了我的興趣，買了不少書回家看。各樣的出版品從理論到修煉方法和訣竅，都寫得很好。只是我這天生好奇又從事科技研究工作的人，只把重心放在理論、現象和推論的數據及過程，當作科學論文讀了，也未曾眞正的身體力行修煉過，終歸只是紙上談兵。

在一次出差旅途中，同事談及本書作者在我們服務的工研院社團活動中開了好幾期好幾班的養生氣功教授，課堂上不說太多理論，不涉宗教信仰，只是單純的練習，很簡單，沒有學員不在十個禮拜內打通任督二脈的。好奇心的再度驅使和上課時間、地點都方便，我就走上眞正練習氣功的第一步，而且在短短的基礎課程中很快的打通任督二脈，不必靠朱蛤蟒血奇遇。

在進階課程，依著本書作者教導的方法也是很容易的將十二經脈一條條打通，可以感覺操控行走於經絡臟腑間的氣動流轉，很有趣，有些還眞像金庸武俠小說天龍八部中的段氏六脈神劍。現在我每天還是靜坐練氣十五分鐘，平時行止坐臥只要意念一動就可將氣血與能量循穴脈加速運行，具體的精神健康變好。

本書作者廣中先生自二十歲起勤修氣功，花重金遍訪名師學習，多年後把各門各派的精髓心法和訣竅融會貫通，加上自身的體悟創見，整理出這套簡易而有大用的養生氣功方法。他將所創行的功法取名「無極養生氣功」，非為開宗立派，只求與其它練氣養生方法有個名稱上的區分而已。

廣中先生在氣功領域登堂入室後，除日益精進外，更發心推廣造福人群。他沒有特別的道場或教室，而是自己奔波在台北、桃園、新竹等地區的公司、社團、或社區就地教學，只要有幾個人就開課，只收取微薄學費就教授。教學之間不必以老師弟子相稱，也沒有法不傳六耳的約束。我在其部落格上發現，他在課堂上所教的竟也毫不保留地公佈其上。我問他，這樣照著部落格上的學就好了，還用來上課嗎？他說愈多人能學著去練氣功有益於他們的健康就好，就怕上網的朋友看了不相信也不會去練。我想也是，過去我看了不少關於氣功的書，不也就沒去練。老子云：上士聞道，勤而行之；中士聞道，若存若亡。下士聞道，大笑之。

建議讀者先不必急著去瞭解氣和中醫的理論，只按這本書上所說的簡單方法專心去練，每天花上十幾二十分鐘，就當是日常運動，依我的經驗，三個星期就會很有氣行運轉的感覺，那時候開始會相信，會有成就感，再之後讀本書的其他部分或其他氣功書籍就更容易領悟和精進了。

廣中先生不求名利，以推廣養生氣功為一生志業，多年來不藏私的將其累積二十餘年的心血結晶用各種管道教授推廣給大家，因此『無極養生氣功』這本書的出版應當不是他的一時興起，而是他長久以來期望藉書的流通可以讓更多的人由養生氣功的修煉更健康。

這本書有一章節是修煉之心得感言，我充其量應該只能在那寫寫初學者的心得而已，現在東拉西扯，寫出這篇不專業的推薦序，只希望不要壞了大家的興致和信心。這本書確是很好的養生氣功指引，除基本入門功法外，更融合了各門派的高階心法，經過簡化與系統化混然一體，流暢不著痕跡。而且本書相較於同類書籍所述修煉方法簡單易行，讓你很快就有感覺、信心和成就感，『無極養生氣功』是一把開啓健康之鑰。

劉振邦

（本文作者現為工研院能環所副所長）

# 推薦序

因為年歲漸長、平日工作繁忙，身體邁入自然法則時時提醒階段，不再能隨意熬夜、快速恢復。也因為機緣湊巧，於是在每週有限的運動之外，跟隨同事朋友接受曾廣中老師的指導，學習「無極養生氣功」。

個人對於氣功的了解認識，大體上接受 wikipedia 上的討論大概，「是一種以呼吸的調整、身體活動的調整和意識的調整(調息、調形、調心)為手段，以強身健體，防病治病、健身延年、開發潛能為目的之一種身心鍛鍊方法」❶。大部分人練習氣功時都會有身體某部分產生熱、麻或癢等的所謂氣的感覺 ——氣感，但這些的感覺成因未明，且因為不具實相，不容易具體客觀化，容易流於主觀，甚或形成幻覺，往往令人疑惑。

可以說我們對於氣功了解的進展，尚處於類似文明前階段的蠻荒蒙昧時代，有不少談論是處於道聽塗說、以訛傳訛性質，沒有經過西方世界近代科學方法論、系統化的

❶ http://zh.wikipedia.org/w/index.php?title=% E6% B0% A3% E5% 8A% 9F&variant=zh-tw

檢驗和解釋；但儘管如此，氣功練習在許多的生理學反應上、在身體保健養生、促進循環、消除緊張和減輕壓力病痛等等功效上，都有不少例證和效果，許許多多人也多存有氣功練習的經驗和成果。

曾老師練習氣功已有二十餘年，積多年經驗，他將氣功修煉方式與經驗勤加以整理、簡化，以打通任督二脈的初階、精髓功法的中階和習練全身十二經脈的高階步驟，循序漸進（第三章），以合於邏輯推理假設、簡單易學有效的方式，降低初學者學習障礙，提高大家學習興趣意願。另也以學員心得分享（第五章）方式，在最近的一個學習不到一年的「無極養生氣功」修習小群體內，學員們互相修習進度心得，彼此以群體練習的經驗和成果，分享氣感、身體和精神各方面諸多的變化和健康養生改善案例，互相鼓勵督促，也兼探討改正進步。

我在氣功練習過程中，雖然進度緩慢，也還尚未達任督兩脈和十二經脈結合修煉（第三章第五節）的程度境界，但也持續不懈、怡然自得，也感覺身體精神的一些變化和進展。因氣功的練習，讓我感覺到對自己身體感覺較以往靈敏，也學會「腹式呼吸」，身體四肢常有明顯的上述氣感，或偶有的一些神經的生物電氣反應等。

因爲自己練習後精神感覺不錯，所以，有機會碰到有類似工作繁忙、身體疲憊同事朋友，也會推薦加入學習；如果同事朋友練習或有所成、有所效果，感覺上也如同自己的成就和快樂一般。

也許是這一種相似的感覺和精神理念，曾老師除了自己切身經驗和健康收穫之外，也念念不忘，積極推廣和傳承「無極養生氣功」，想讓更多的人，身體健康的更健康，深受疾病所苦之人，有機會得以紓解，獲得健康之機會。有感於曾老師的熱忱和大愛，故以個人之粗淺的認識和實踐經驗，爲此『無極養生氣功』之出書序。

工研院　組長　林澤勝

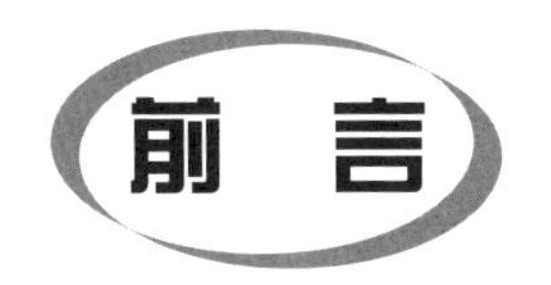

# 前言

「氣」存於天地間，擁有多種面貌，孟子曰：「我善養吾浩然之氣」，乃氣貌之一，人氣、正氣、元氣、精氣、運氣、生氣等均爲氣貌，各有其意義；「氣」爲萬物能量之源，生物若無呼吸，即失了氣息，莊子亦云：「人之生，氣之聚也。聚則爲生，散則爲死。」而修煉氣者可任意控制體內之氣，意到氣到，即爲『氣功』。

『無極』，表述於老子道德經第二十八章：「知其白，守其黑，爲天下式。爲天下式，常德不忒，復歸於無極。」莊子逍遙遊：「無極之外，復無極也。」世界爲無限、無窮；無亦既有，有亦於無，無極於天地起始之間，又演化爲五階段，即五太：「太易」、「太初」、「太始」、「太素」、「太極」，太易未見氣也，太初始見氣也，太始形之始也，太素質之始也，而此四階段之成形列子稱之爲「混淪」，是爲太極。此爲宇宙磁場能量之成形，而萬物孕育於天地之間。

相對於天地間之大宇宙，人體如一小宇宙，古人的陰陽五行說，稱「天人合一」相生相剋，相輔相成，陰陽調和，五行應運而生，則百病不侵，反之，萬病之始也。人吃五穀雜糧，總免不了生老病死，鑒於現代工商社會繁忙，諸多人負向能量大於正向能量，『養生』觀念之建立，實已刻不容緩。

本人自研得簡單易學之氣功練習功法後，即期許自己能推己及人，爲社會付出，藉由「無極養生氣功」將前人的智慧傳承下去，以適宜的養生方法，做身體的主人，在享受健康的人生外，還能自我調癒身體及心靈的負向能量，增強正向能量。

不斷地學習前人的智慧，是謂虛心；盼得以不斷地成長茁壯，是謂渺小；望將研得之功法，盡數提供有緣人及需要幫助的人，是謂無私。有感『無極』之無量、無窮、無盡，謹以『無極』自省於心，將研得之氣功練習功法，以『無極養生氣功』命名，希望此套功法，能開啓有緣人養生之門，成爲健康之鑰。

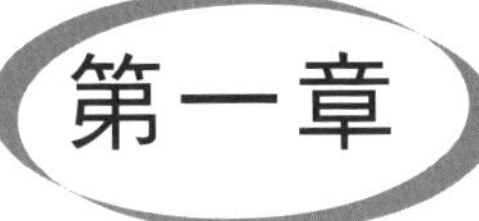

# 第一章

# 認識氣功

# 一、氣功的簡介

氣功是老祖宗的智慧成果，流傳至今已有幾千年的歷史，是以古老傳統醫學為理論而產出的一種自我身心鍛鍊及自我療癒的方法，也是古人用以養生保健的一種方式，練習運用控制氣的能力，以氣來控制血，也就是所謂的意先氣而行，氣先血而行，意到氣到，氣到血到。增強氣血流注的能量，經由全身經絡的運行、循環，來調整人體能量，維護身體器官機能，進而提高代謝功能、修護、改善體質，增強免疫力，啟動身體的保健系統，維持自身的防衛體制。

氣功雖有數千年的歷史，被視為一種寶貴的文化資產，但也發展有限，因為一般人看不見「氣」，摸不到「氣」，無法具體瞭解，所以不容易接受，也很難認同，過去氣功幾乎被列為玄學，被許多人排斥及質疑，所幸經由現代科學的深入研究，已逐步驗證，解釋氣功「不可知」、「不科學」的部分，慢慢地解除了過去的「迷信」見解，開啟了氣功的邏輯路口。

簡單來說，「氣功」就是控制氣的功夫，是一種有意識的吐納修煉，控制氣的能力愈強，氣功的能力就愈強，導引血液流動的能力就愈強，就可將血液中的氧氣運行至五臟六腑，加強補充五臟六腑所消耗的氧氣，使五臟六腑維持正常機能。

## 二、氣功的種類

氣功的種類大致區分為發散氣及內聚氣兩種，二種最大的不同是，發散氣的能量，分布在體內無特定儲存位置，而內聚氣的能量，一般儲存在下丹田處，可經由意念導引經由經絡到五臟六腑及入筋、骨、皮。

外丹功、自發功、回春功等屬於發散氣，無極養生氣功則為內聚氣。

## 三、武術與氣功

「武術」是人體力學運用的技術，是身體及四肢的鍛鍊，「氣功」是人體能量控制的技術，是呼吸吐納導引的鍛鍊。

武術是以筋、骨、皮的鍛鍊為主，呼吸吐納為輔，重點為肢體及肌肉的鍛鍊，練習武術時的呼吸調節，主要是為了加強意識、集中精神，以及維持肢體展動的順暢，提升肢體展動的層次，來活絡筋骨，強化體能，是一種肢體及肌肉的運動。

氣功是呼吸吐納、控制氣血的修煉，利用意念導引血流，運行氧氣至五臟六腑，來維護器官功能，以提升免疫力，是一種體內器官的運動。

# 第二章

# 氣功與養生

# 一、氣功與身體

「氣」，在中國醫學經典著作《黃帝內經》中，用來形容身體組織及器官的觀察現象，是中國傳統醫學的精髓。日前經科學儀器的研究，已得到突破性的結果，證實了氣功能量對血液的影響，具有活化血液的功能，可明顯改善身體器官機能。

中醫將氣分為元氣、宗氣、營氣、衛氣等四種；元氣為先天之氣，來自於父母，運行於人體的三焦經中，而通達全身，元氣之能量愈強，則身強體健，反之，元氣不足則先天失調，體弱多病；宗氣為全身氣運行的起始點，掌管氧氣的血液循環，宗氣不足則易引起呼吸及血液循環不良等病；營氣為血液中的營養之氣，掌管血液循環中養分的運行；衛氣為身體防止不好物質入侵的防衛能力。

「氣」為血母，學習氣功的人，具有控制血液的能力，可隨意導引血流，維持體內循環系統良好運作，提高新陳代謝能力，將人體產生的各項有害物質排出，有害物質少了、沒了，身體各器官負擔減輕了，免疫功能就會提升。

氣給身體的感覺，一般稱為「氣感」，大約有七種：酸、麻、痛、冷、癢、熱、溫；通常在練功時，身體對氣的路徑及停滯，感覺最為強烈，最常聽到的是，路徑的溫熱感，和停滯在局部位置（如：手、腳、命門穴、玉枕穴……）的微麻感，每個人的感覺不同，需要親身體驗，才能感受，氣感對練習者的心理層面有很大的幫助，因為在練功時，身體所產生的氣感，是最直接的感受，身體在告訴自己、肯定自己，正在做一件對身體很有好處的事情，就是這個力量支持自己力行，毅力及恆心則是成功的不二法門。

## 二、身體與健康

人體的構造及功能是相當精密的一項藝術，要如何保持完美運作，維持健康，是一門重要的人生課題；練習氣功可以改善身體能量，協調不平衡，是保持身體完美運作，維持健康不錯的選擇。

練習氣功時氣的導引、運行動作，會讓身體產生變化；氣到頭部時，會刺激大腦，使血管放鬆、血流量增加，練功時氣的規律運行，在氣進入內臟時，可發揮按摩及蠕動內臟的功能，促進血液循環，身體的代謝自然提高，對維持健康有很大的幫助。

## 三、健康與養生

當一般人生病時，常會想如何將此疾病治好，而真正好的醫療，是在未生病時，先加以預防。再忙碌也要記得留點時間給自己，多做些對身體健康有益的事，從年輕到年老，時時提醒自己，養生的重要，畢竟唯有健康的身體，才能愉快地享受人生！

「緊張」是健康的最大殺手之一，讓身體放鬆是消除緊張狀態的首要之事，練習氣功時的放鬆，對消除身體緊張狀態有很大的幫助，另可藉由功力的累積，能量的增加來預防疾病的發生。當體內的能量除了可維持身體正常運作外，尚有多餘能量時，多餘的能量就會自動修補身體，調整身體，改善消化系統及吸收能力，增強心肺功能，增大肺活量、血管容積量，預防心血管的毛病，邁向養生之路。

練習氣功時可用氣血疏通經絡，把營養送到全身，細胞得到充足的養分後，就有能力將身體累積的不好物質排出，維持身體的健康；當細胞活力增加後，抵抗力自然會增強，免疫力即可提升。抵抗病毒的能力愈強，防禦疾病的能力也就愈高。

另外，口水津液就是唾液，經醫學證實，含有豐富的水分、粘蛋白、免疫球蛋白、氨基酸、尿素、尿酸、唾液淀粉酶、溶菌酶、酵素、維他命 B、蛋白質、鉀、鈣以及澱粉酶等多種有益人體的成分，具有消炎、解毒和幫助消化的作用。此外，還含有唾液腺激素，唾液腺激素是一種重要的內分泌激素，和衰老有密切的關係。練習氣功時所產生的津液，與平常的津液不同，因為此時舌抵上顎所增加的津液，是經由氣轉化而成。練習氣功時的反覆吞津動作，能使肌膚光澤，長保青春，預防老化。

總而言之，修練氣功，是預防醫學的一部分，也是養生最好的方法。

# 第三章

# 氣功的研究與心得

# 一、無極養生氣功

自二十歲起投入諸多門派學習氣功，多年過去，還是未得打通全身主要經脈的方法；以探討老祖宗智慧的執著，用堅定的意念全心鑽研，終而研發了簡單易學的「無極養生氣功」；無極養生氣功的功法，除了有打通任、督二脈的方法，讓學員可自行以大周天、小周天自我修煉提升功力外，尚有打通十二經脈的方法，這二套功法均簡單、易學，讓學習者可以選擇在短時間內打通全身主要經脈，縮短身體的調整期，或者是藉由任督打通後的小周天、大周天，自我修煉來累積功力，以體內足夠的能量，自動打通全身經脈。

無極養生氣功，屬內功，係利用意念、呼吸、能量三者合而為一的訓練，以有意識的吐納修煉，使體內獲得充分的氧氣，藉以按摩內臟，通筋活絡，將日積月累的毒素排出，保持代謝正常，維持各器官能量的平衡，調整身體內部功能，增強體質，提高免疫力，達到治病、強身、保健、養生的目的，以及練精化氣、練氣化神、練神還虛的境界。然而，身體的能量及功力，是沒有極限的，所以將自行研究之氣功，以「無極」、「養生」命名。

十餘年教學經驗中，發現甚多學員，常因許多理由，而放棄練習氣功，相當令人可惜，或因打通任督二脈，就以此自滿，要知學無止境；上課時，常再三提醒學員的一句話，想練好氣功，就要保持三心：熱心、信心、恆心，唯有保持初學者對氣功愛好熱忱的心及信任的心，並保持有恆的心，不斷精益求精，功力才會增加，修煉氣功就跟學習任何一門學問相同，不進則退！

無極養生氣功的課程，以靜功為主，動功為輔，內練精、氣、神，外修筋、骨、皮，打通任督二脈只是初步階段，若以學歷相比較，相當於基礎教育完成，約國中畢業，練完精髓功法，約高中畢業，全身經脈打通後，就相當於大學畢業；為何如此比較，是因為打通任督二脈，雖能每日二十四小時皆能因呼吸吐納吸儲能量，增加功力，然而全身經脈未通，並無法運用這股能量，將自身疾病有效袪除。

## 二、打通任督二脈的方法

**任脈：**起自會陰，向上行經曲骨、中極、關元、石門、氣海、陰交、神闕、水分、下脘、建里、中脘、上脘、巨闕、鳩尾、中庭、膻中、玉堂、紫宮、華蓋、璇璣、天突、廉泉，至承漿止，計 24 穴。

**督脈：**起自長強，向上行經腰俞、腰陽關、命門、懸樞、脊中、中樞、筋縮、至陽、靈台、神道、身柱、陶道、大椎、啞門、風府、腦戶、強間、後頂、百會、前頂、囟會、上星、神庭、素髎、人中、兌端，至齦交止，計 28 穴。

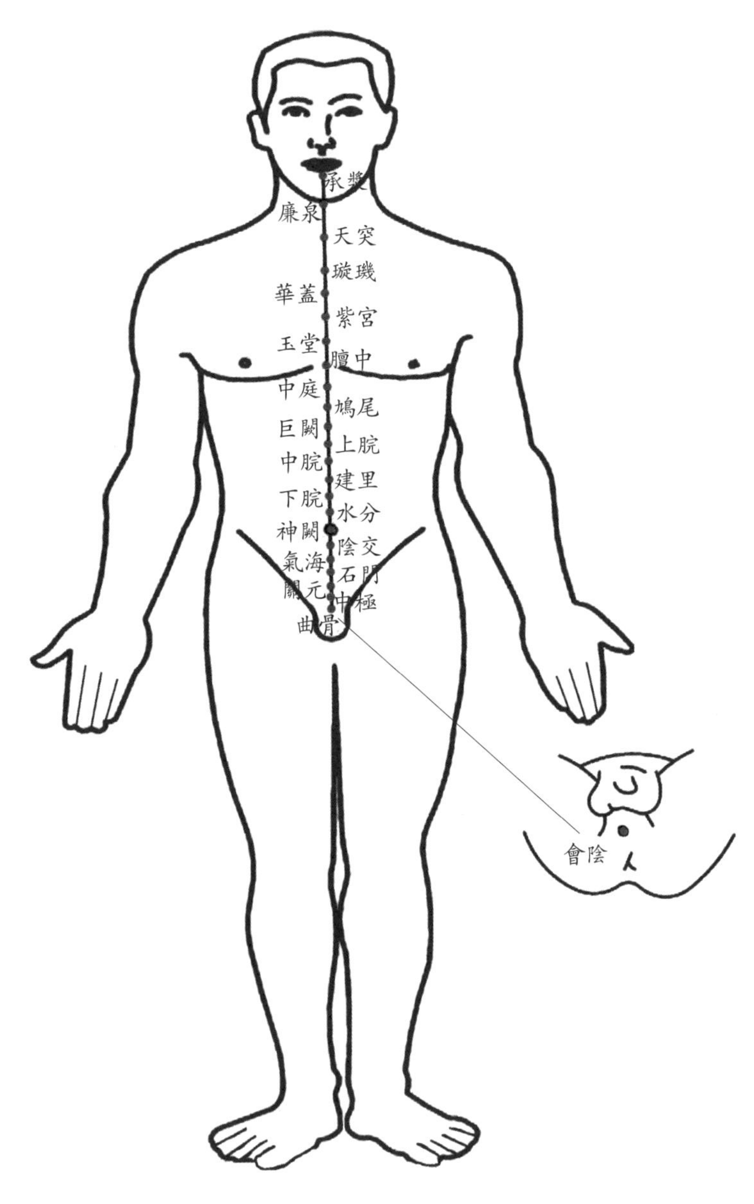


任脈圖

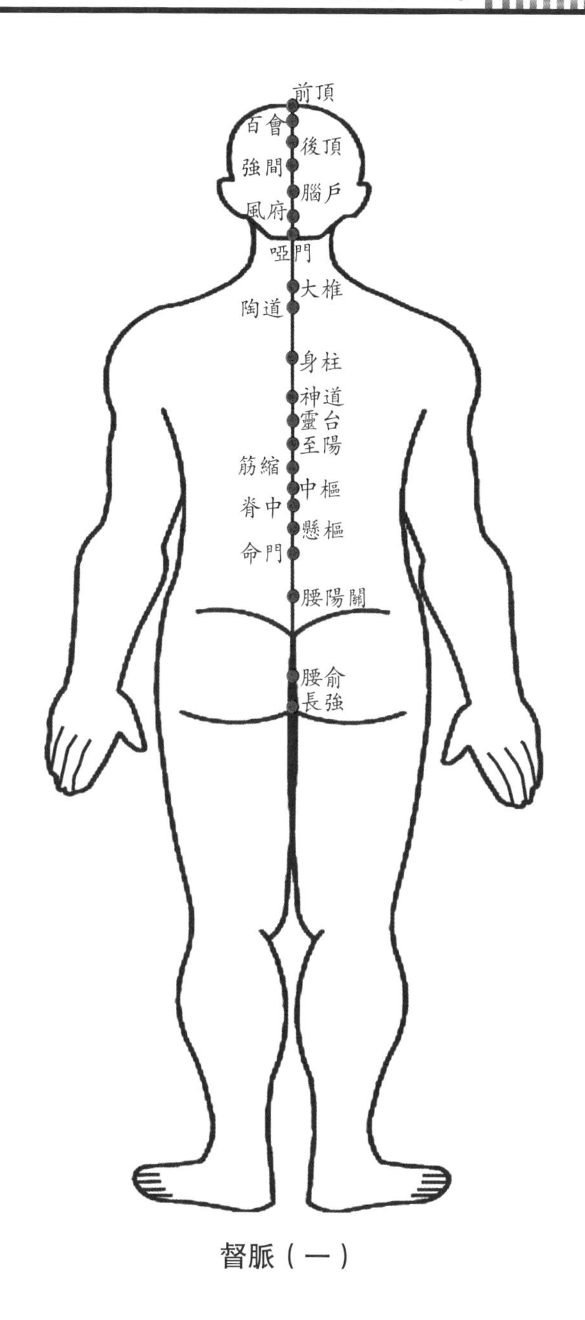


督脈（一）

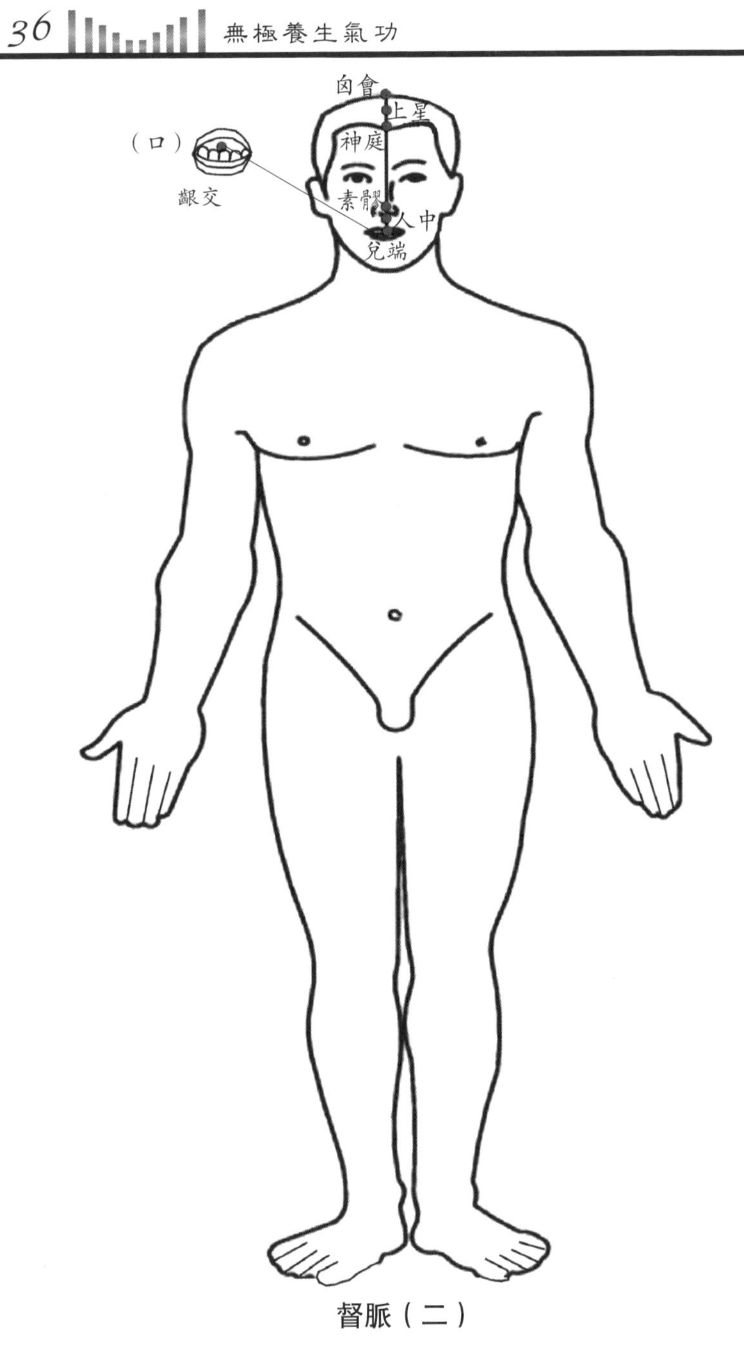


督脈（二）

## 第一式　增強肺活量

【練功姿勢】

◆坐椅面三分之一，兩腿與肩同寬，腰挺直，兩手掌心朝下，放置大腿上。

◆舌頂上顎，眼微閉，以鼻吸氣及吐氣。

【功法】

將氣吸到胸部，吸七分滿後，吞津收下顎閉氣，身體往下壓，意念集中丹田，觀想丹田有一發光發熱火球，順時針轉，轉一圈數一，轉二圈數二，轉到無法承受閉氣時，身體恢復正常坐姿，將呼吸調順後，再重複此一步驟。

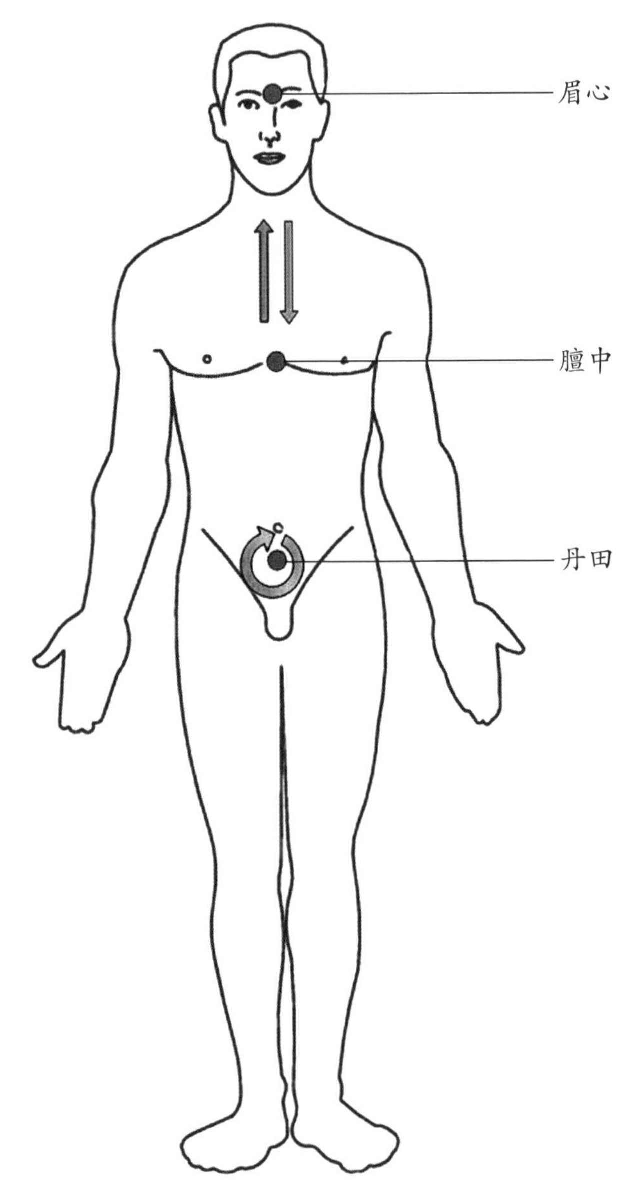


第一式　增強肺活量

## 第二式　丹田吐納

### 【練功姿勢】

◆坐椅面三分之一，兩腿與肩同寬，腰挺直，兩手掌心朝下，放置大腿上。

◆舌頂上顎，眼微閉，以鼻吸氣及吐氣。

### 【功法】

以鼻吸氣，氣吸到丹田，吸氣時意念集中眉心，觀想有一股熱流由眉心進入，經膻中流向丹田，吸滿後，吞津收下顎閉氣，身體往下壓，意念集中丹田，觀想丹田有一發光發熱火球，順時針轉三圈，轉一圈數一，轉二圈數二，轉三圈數三，身體恢復正常坐姿後，緩緩將氣以鼻吐出，吐氣時，意念集中丹田，觀想有一股熱流由丹田經膻中流向眉心，再重複此一步驟 。

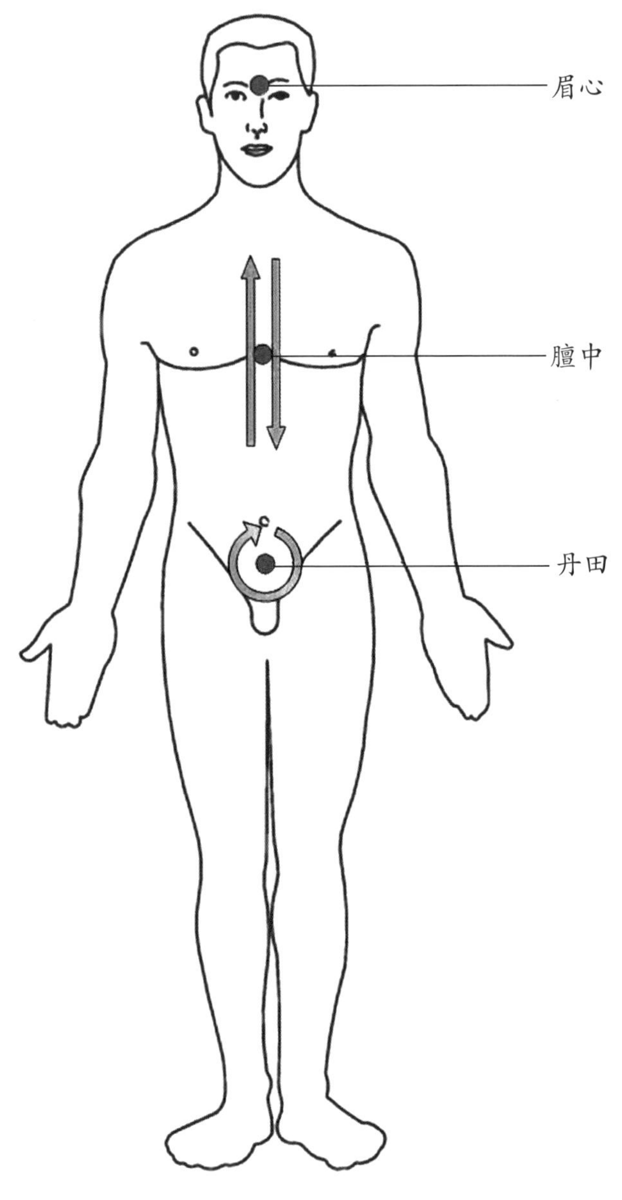


第二式　丹田吐納

## 第三式　打通膻中穴

【練功姿勢】

◆坐椅面三分之一，兩腿與肩同寬，腰挺直，兩手掌心朝下，放置大腿上。

◆舌頂上顎，眼微閉，以鼻吸氣及吐氣。

【功法】

以鼻吸氣，氣吸到丹田，吸氣時意念集中眉心，觀想有一股熱流由眉心進入，經膻中流向丹田，吸滿後，吞津收下顎閉氣，身體往下壓，意念集中丹田、膻中，觀想丹田、膻中，各有一發光發熱火球（丹田較大，膻中較小），順時針轉三圈，轉一圈數一，轉二圈數二，轉三圈數三，身體恢復正常坐姿後，緩緩將氣以鼻吐出，吐氣時意念集中丹田，觀想有一股熱流由丹田，經過膻中流向眉心，再重複此一步驟。

此一步驟要練到氣上手（氣能隨心所欲到達手部任何一個位置）。

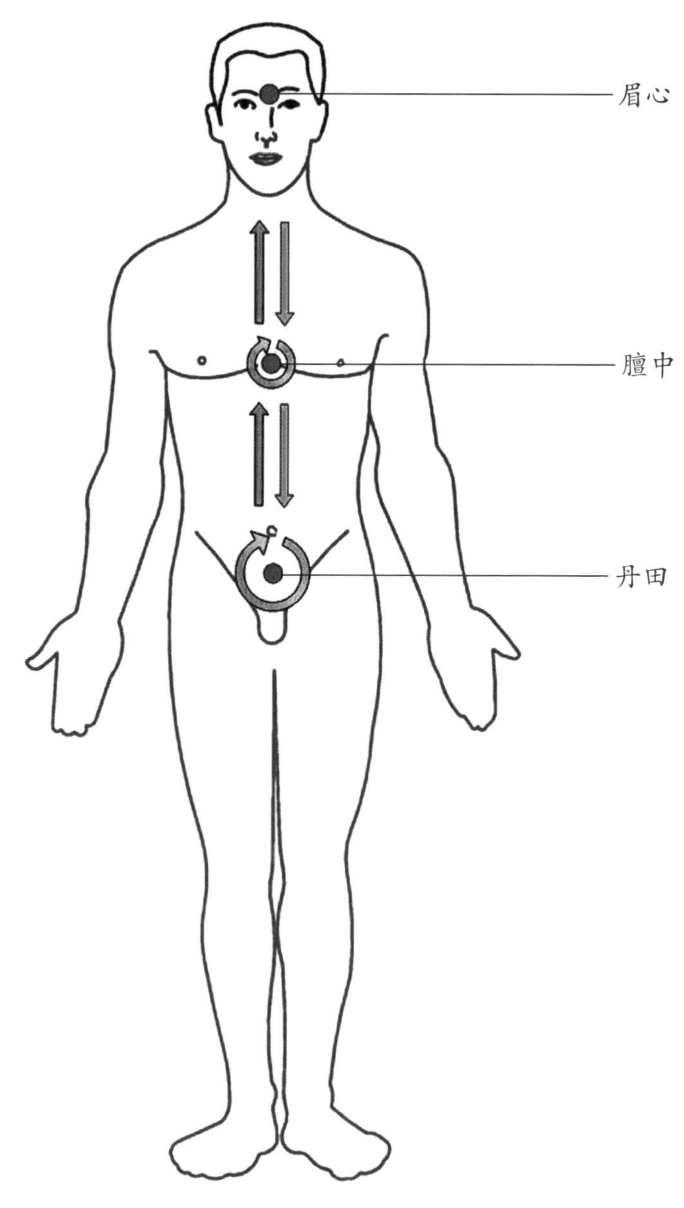


第三式　打通膻中穴

## 第四式　打通會陰穴

### 【練功姿勢】

◆坐椅面三分之一，兩腿與肩同寬，腰挺直，兩手掌心朝下，放置大腿上。

◆舌頂上顎，眼微閉，以鼻吸氣及吐氣。

### 【功法】

以鼻吸氣，氣吸到丹田，吸氣時意念集中眉心，觀想有一股熱流由眉心進入，經膻中流向丹田，吸滿後，吞津收下顎閉氣，身體往下壓，意念集中丹田、膻中、會陰，想像丹田、膻中、會陰，各有一發光發熱火球（丹田較大，膻中及會陰較小），順時針轉三圈，轉一圈數一，轉二圈數二，轉三圈數三，身體恢復正常坐姿後，緩緩將氣以鼻吐出，吐氣時意念集中丹田，觀想有一股熱流由丹田，經過會陰再經由丹田，過膻中流向眉心，再重複此一步驟。

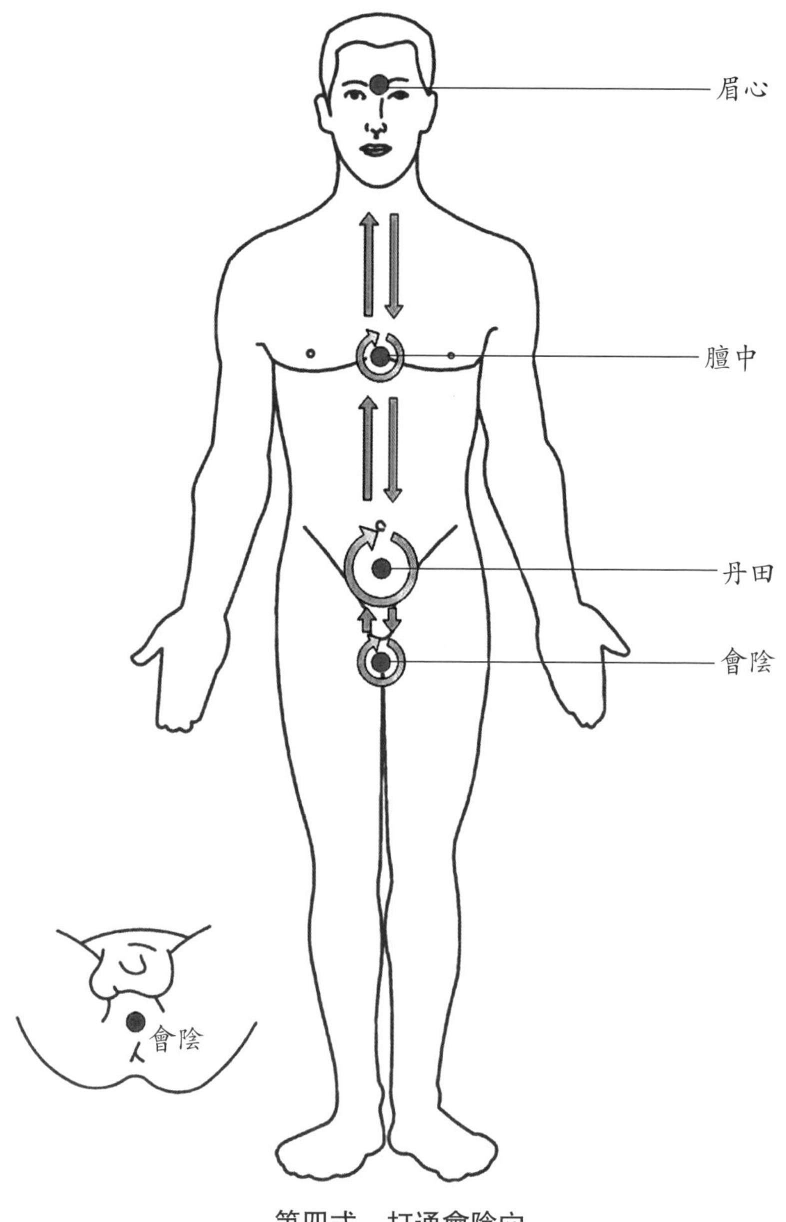


第四式　打通會陰穴

## 第五式　打通湧泉穴

【練功姿勢】

◆坐椅面三分之一，兩腿與肩同寬，腰挺直，兩手掌心朝下，放置大腿上。

◆舌頂上顎，眼微閉，以鼻吸氣及吐氣。

【功法】

以鼻吸氣，氣吸到丹田，吸氣時意念集中眉心，觀想有一股熱流由眉心進入，經膻中流向丹田，吸滿後，吞津收下顎閉氣，身體往下壓，意念集中丹田、膻中、會陰及湧泉（雙足），觀想丹田、膻中、會陰及湧泉（雙足），各有一發光發熱火球（丹田較大，膻中、會陰及湧泉較小），順時針轉三圈，轉一圈數一，轉二圈數二，轉三圈數三，身體恢復正常坐姿後，緩緩將氣以鼻吐出，吐氣時意念集中丹田，觀想有一股熱流由丹田，經過會陰流向雙足湧泉，再由雙足湧泉匯聚會陰，經丹田過膻中流向眉心，再重複此一步驟。

此一步驟要練到氣上腳（氣能隨心所欲到達腳部任一位置），再練下一步驟（練到此處任脈已打通）。

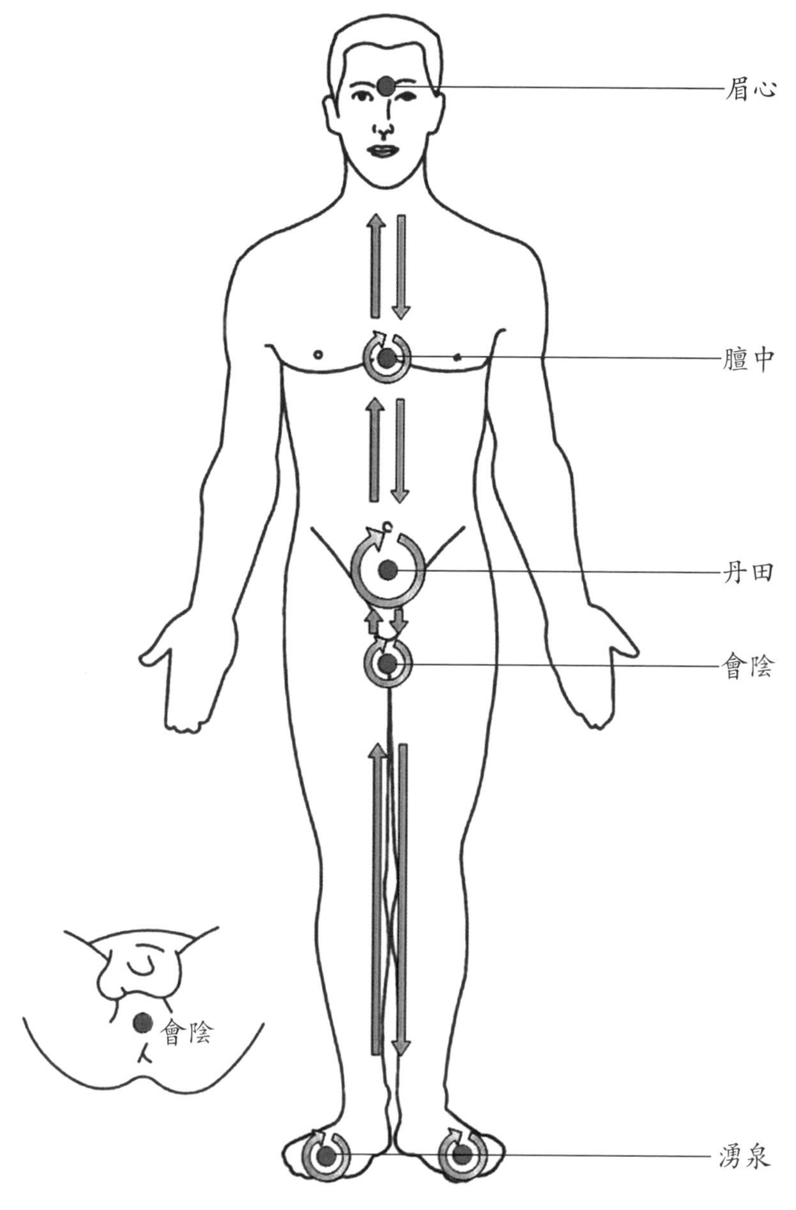


第五式　打通湧泉穴

## 第六式　打通長強穴

### 【練功姿勢】

◆坐椅面三分之一，兩腿與肩同寬，腰挺直，兩手掌心朝下，放置大腿上。

◆舌頂上顎，眼微閉，以鼻吸氣及吐氣。

### 【功法】

以鼻吸氣，氣吸到丹田，吸氣時意念集中眉心，觀想有一股熱流由眉心進入，經膻中流向丹田，吸滿後，吞津收下顎閉氣，身體往下壓，意念集中丹田、會陰及長強，觀想丹田、會陰及長強，各有一發光發熱火球（丹田較大，會陰、長強較小），順時針轉三圈，轉一圈數一，轉二圈數二，轉三圈數三，並觀想有一股熱流由丹田，經過會陰流向長強，身體恢復正常坐姿後，緩緩將氣以鼻吐出，吐氣時意念集中丹田，觀想有一股熱流由丹田，經過會陰流向長強，再經過會陰流經丹田，過膻中流向眉心，再重複此一步驟。

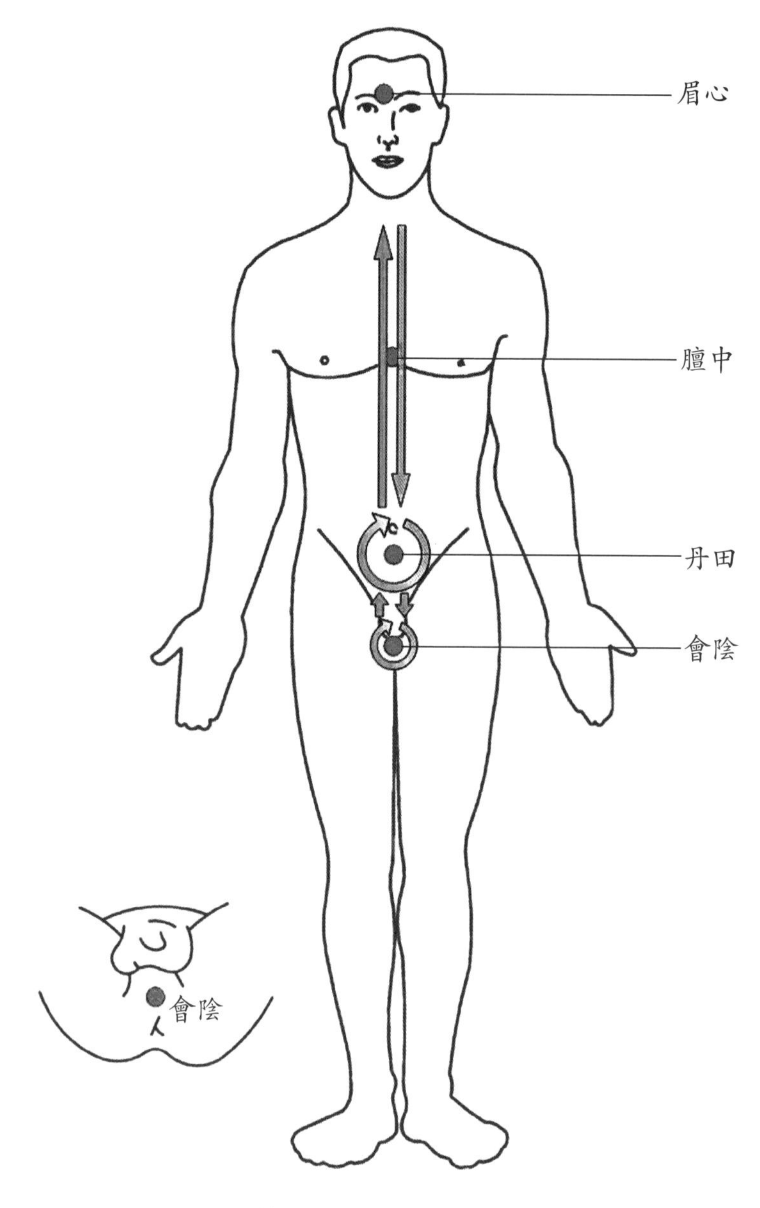


第六式　打通長強穴（一）

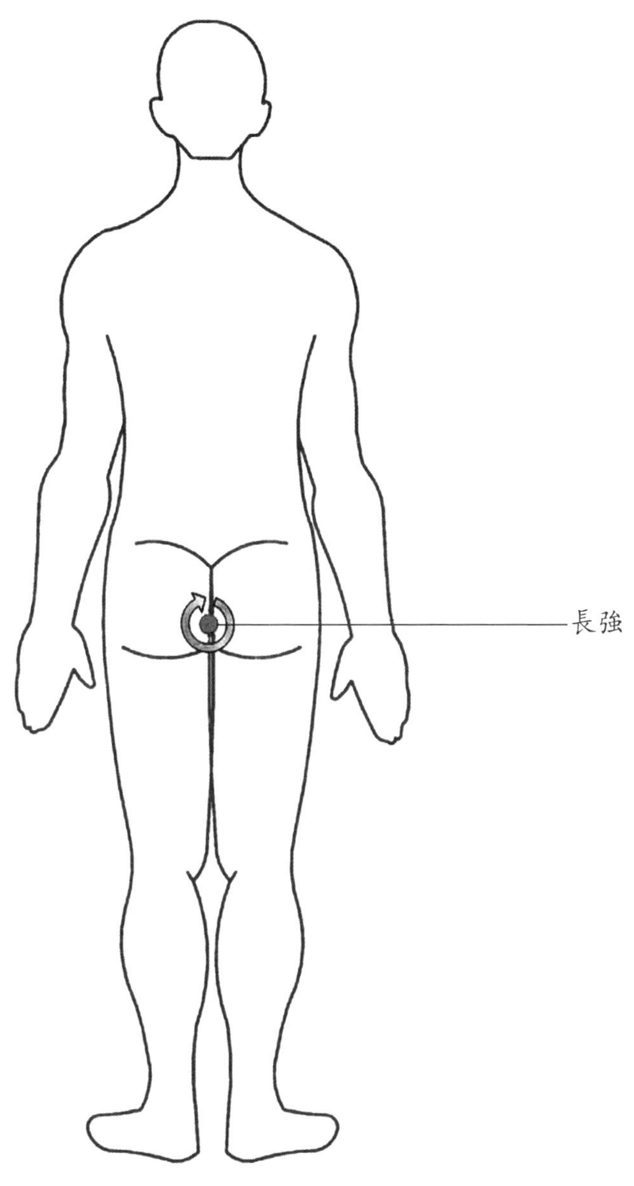


第六式　打通長強穴（二）

## 第七式　打通長強穴

【練功姿勢】

◆坐椅面三分之一，兩腿與肩同寬，腰挺直，兩手掌心朝下，放置大腿上。

◆舌頂上顎，眼微閉，以鼻吸氣及吐氣。

【功法】

以鼻吸氣，氣吸到丹田，吸氣時採分段呼吸，每吸一小段氣，意念集中眉心，觀想有一股熱流由眉心進入，經過膻中流向丹田，分段呼吸吸滿後，吞津收下顎閉氣，身體往下壓，意念集中丹田、會陰及長強，想像丹田、會陰及長強，各有一發光發熱火球（丹田較大，會陰、長強較小），順時針轉三圈，轉一圈數一，轉二圈數二，轉三圈數三，並觀想有一股熱流由丹田，經過會陰流向長強，身體恢復正常坐姿後，採分段呼吸法，每吐一小段氣，緩緩將氣以鼻吐出，吐氣時意念集中丹田，觀想有一股熱流由丹田經過會陰流向長強，再經過會陰流經丹田，過膻中流向眉心，再重複此一步驟。

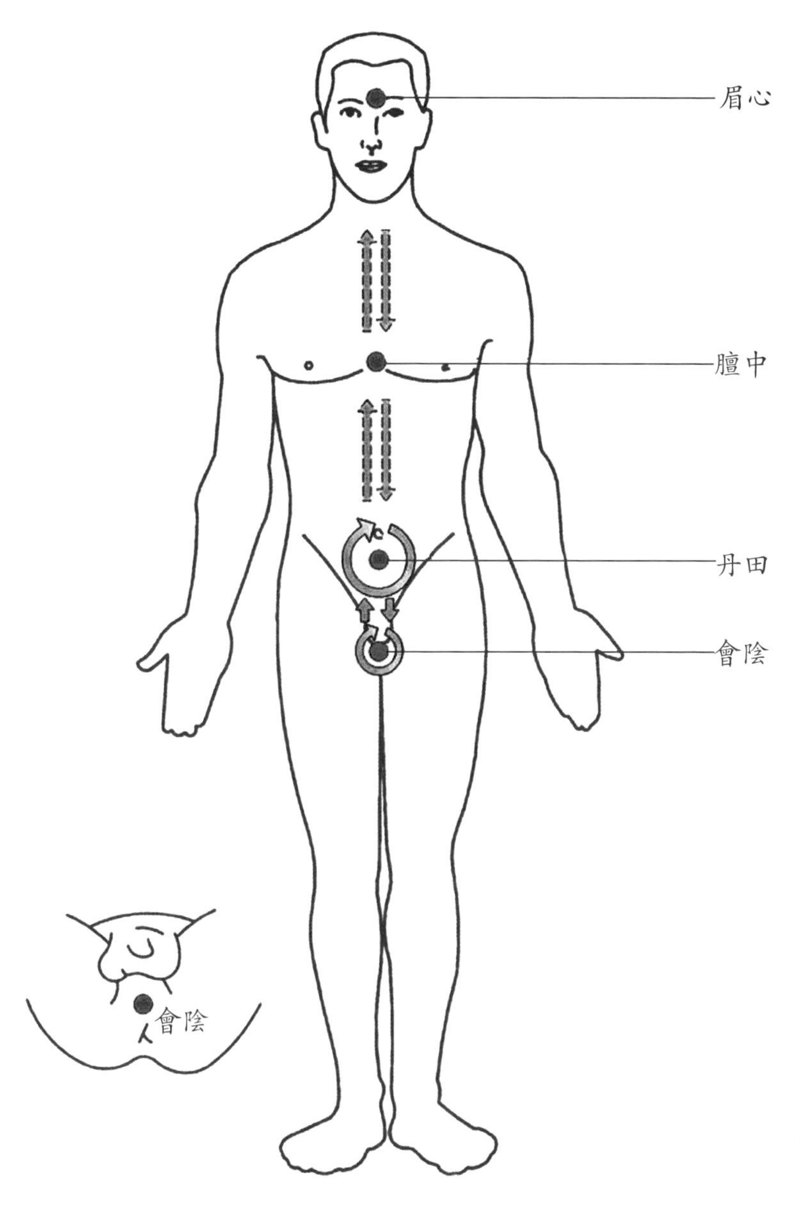


第七式　打通長強穴（一）

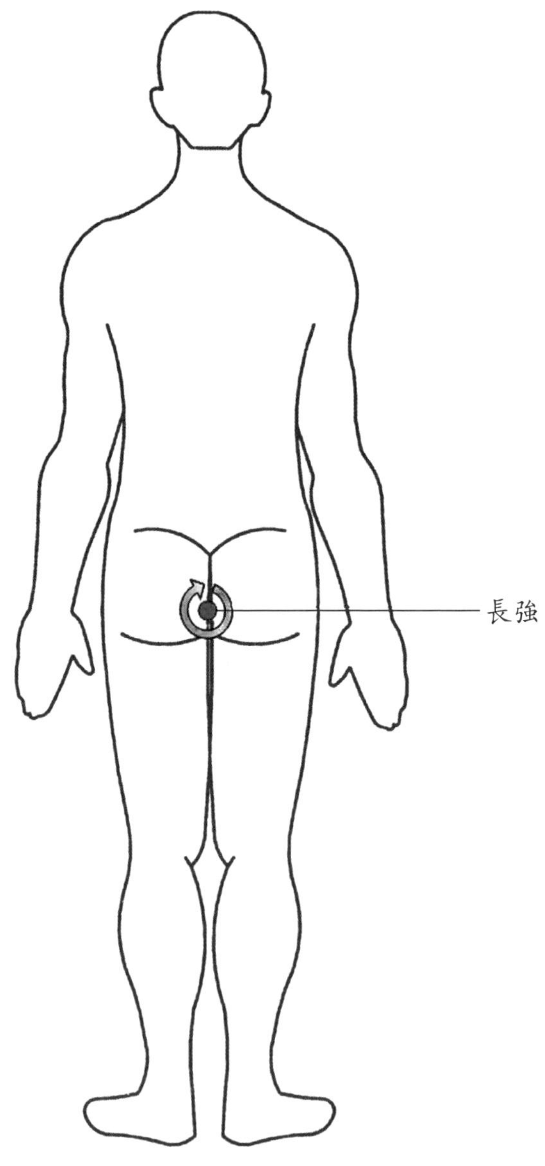


第七式　打通長強穴（二）

## 第八式　打通督脈

【練功姿勢】

◆坐椅面三分之一，兩腿與肩同寬，腰挺直，兩手掌心朝下，放置大腿上。

◆舌頂上顎，眼微閉，以鼻吸氣及吐氣。

【功法】

以鼻吸氣，氣吸到丹田，吸氣時採分段呼吸法，每吸一小段氣，意念集中眉心，觀想有一股熱流由眉心進入，經過膻中流向丹田，分段呼吸吸滿後，吞津收下顎閉氣，身體往下壓，意念集中丹田、會陰及長強，觀想丹田、會陰及長強，各有一發光發熱火球（丹田較大，會陰、長強較小），順時針轉三圈，轉一圈數一，轉二圈數二，轉三圈數三，並觀想有一股熱流由丹田，經過會陰流向長強，身體恢復正常坐姿後，採分段呼吸法，每吐一小段氣，緩緩將氣以鼻吐出，吐氣時意念集中長強，觀想有一股熱流由長強，拋火球拋到眉心，每吐一小段氣，就拋一次火球拋到眉心。

此一步驟要練到風府穴有熱流通過的感覺。（練到此處督脈已打通）

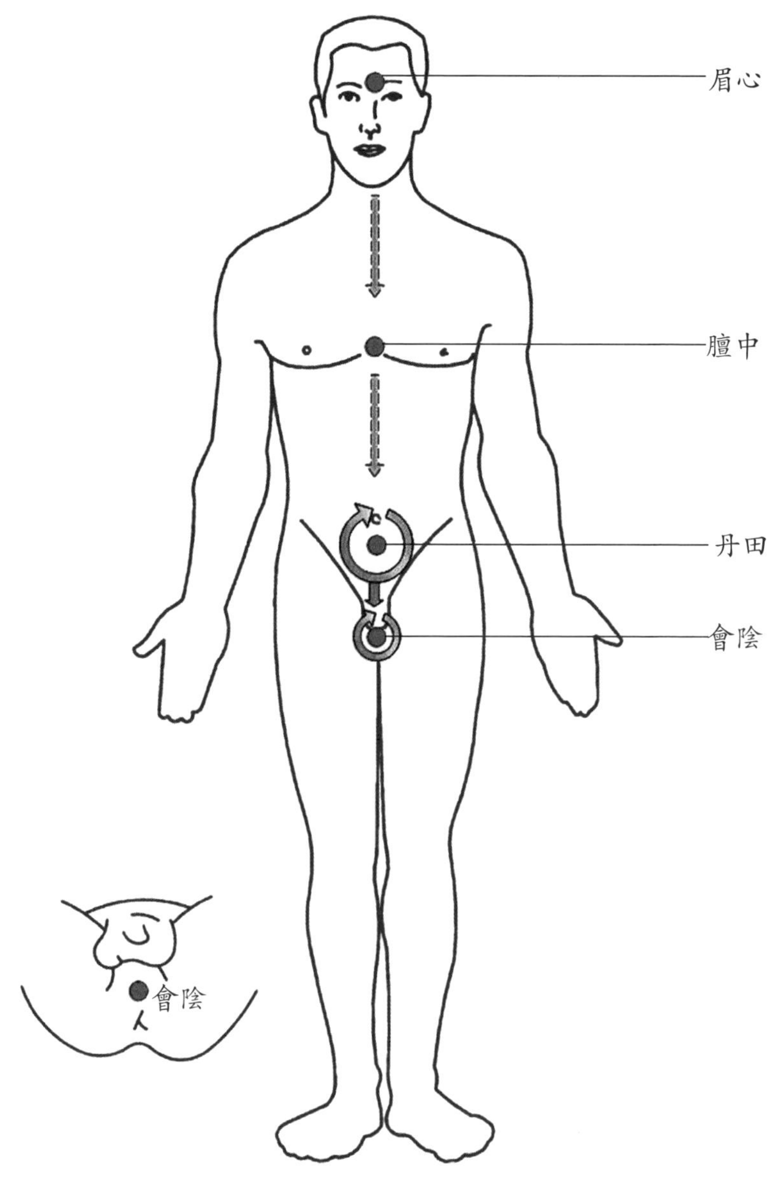


第八式　打通督脈（一）

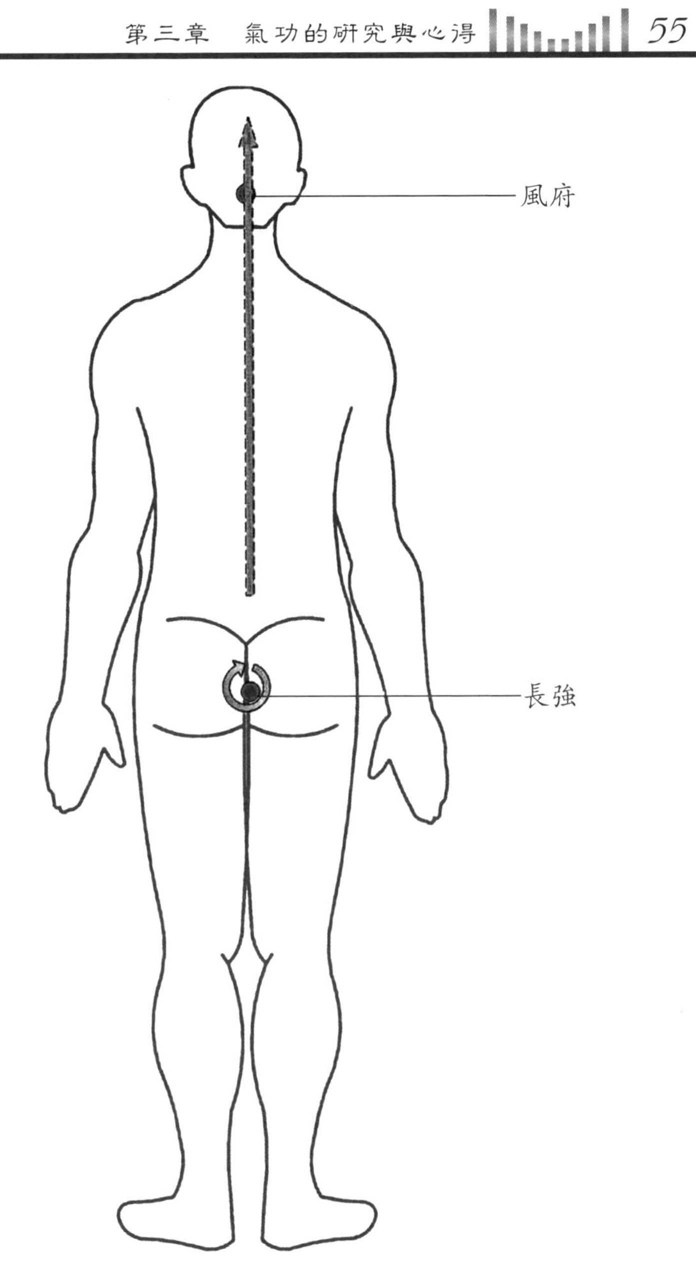


第八式　打通督脈（二）

## 第九式　任督二脈循環

【練功姿勢】

◆坐椅面三分之一，兩腿與肩同寬，腰挺直，兩手掌心朝下，放置大腿上。

◆舌頂上顎，眼微閉，以鼻吸氣及吐氣。

【功法】

以鼻吸氣，氣吸到丹田，吸氣時意念集中眉心，採正常呼吸法，緩緩吸氣，並觀想有一股熱流由眉心進入，經膻中流向丹田，吸滿後，吞津收下顎閉氣，身體往下壓，意念集中丹田、會陰及長強，觀想丹田、會陰及長強，各有一發光發熱火球（丹田較大，會陰、長強較小），順時針轉三圈，轉一圈數一，轉二圈數二，轉三圈數三，並觀想有一股熱流由丹田，經過會陰流向長強，身體恢復正常坐姿後，緩緩吐氣，吐氣時意念集中長強，觀想有一股熱流由長強，緩緩流向眉心，再重複此一步驟。

此一步驟練到非常順暢後，任、督二脈已可循環。

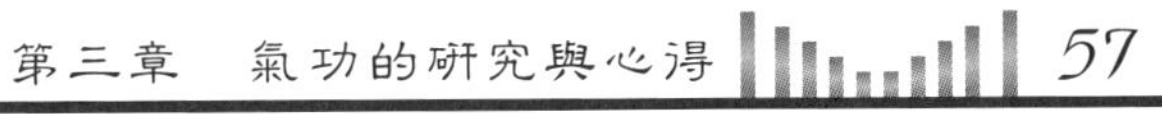

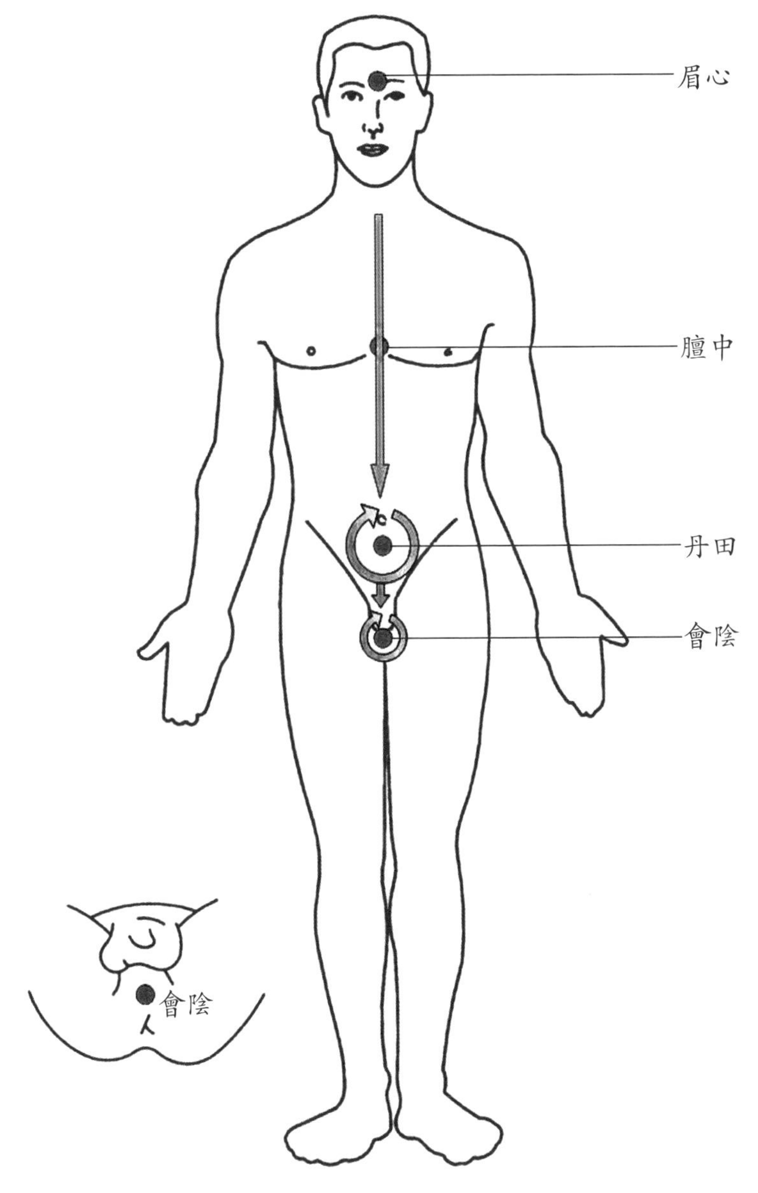


第九式　任督二脈循環（一）

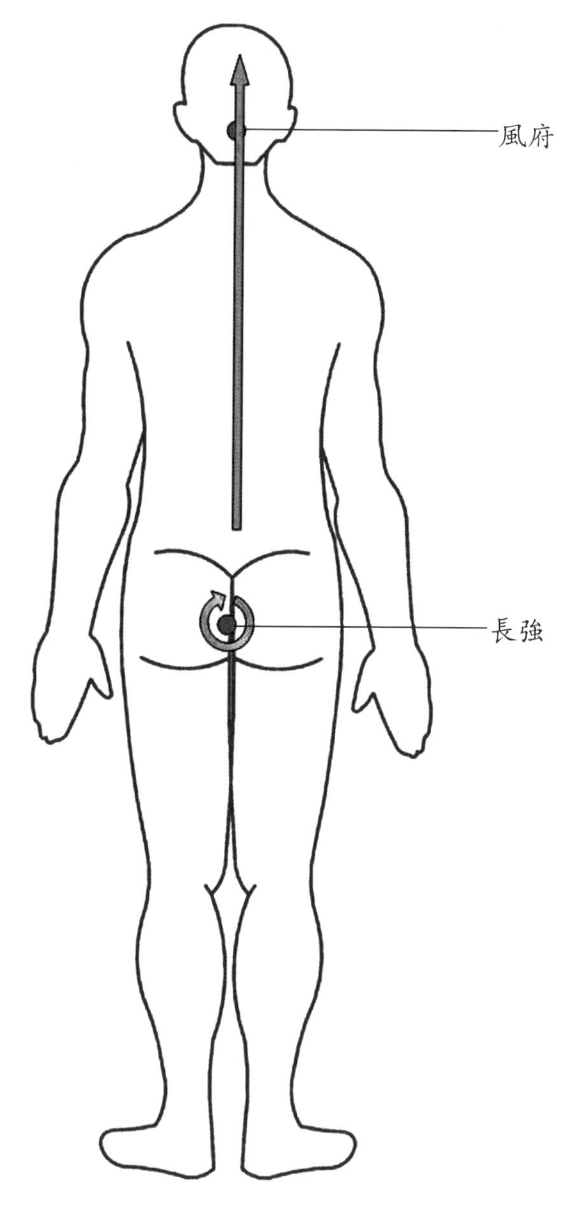


第九式　任督二脈循環（二）

# 第十式　任督二脈循環、小周天循環、大周天循環

【練功姿勢】

◆坐椅面三分之一，兩腿與肩同寬，腰挺直，兩手掌心朝下，放置大腿上。

◆舌頂上顎，眼微閉，以鼻吸氣及吐氣。

【功法】

以鼻緩緩吸氣，意念集中眉心，並觀想有一股熱流由眉心進入，經膻中流向丹田，吸滿後，順時針轉三圈，轉一圈數一，轉二圈數二，轉三圈數三，緩緩吐氣，意念集中丹田，並觀想有一股熱流由丹田，經過會陰流向長強，經風府至眉心，再重複此一步驟。

練到此處，日後練功，以小周天、大周天循環功法搭配練功，不用再拘限坐姿，任何時間、任何姿勢均可練功。

**小周天循環功法步驟：**眉心→膻中→丹田→會陰→長強→百會→眉心

**大周天循環功法步驟：**眉心→膻中→丹田→會陰→湧泉→會陰→長強→百會→眉心

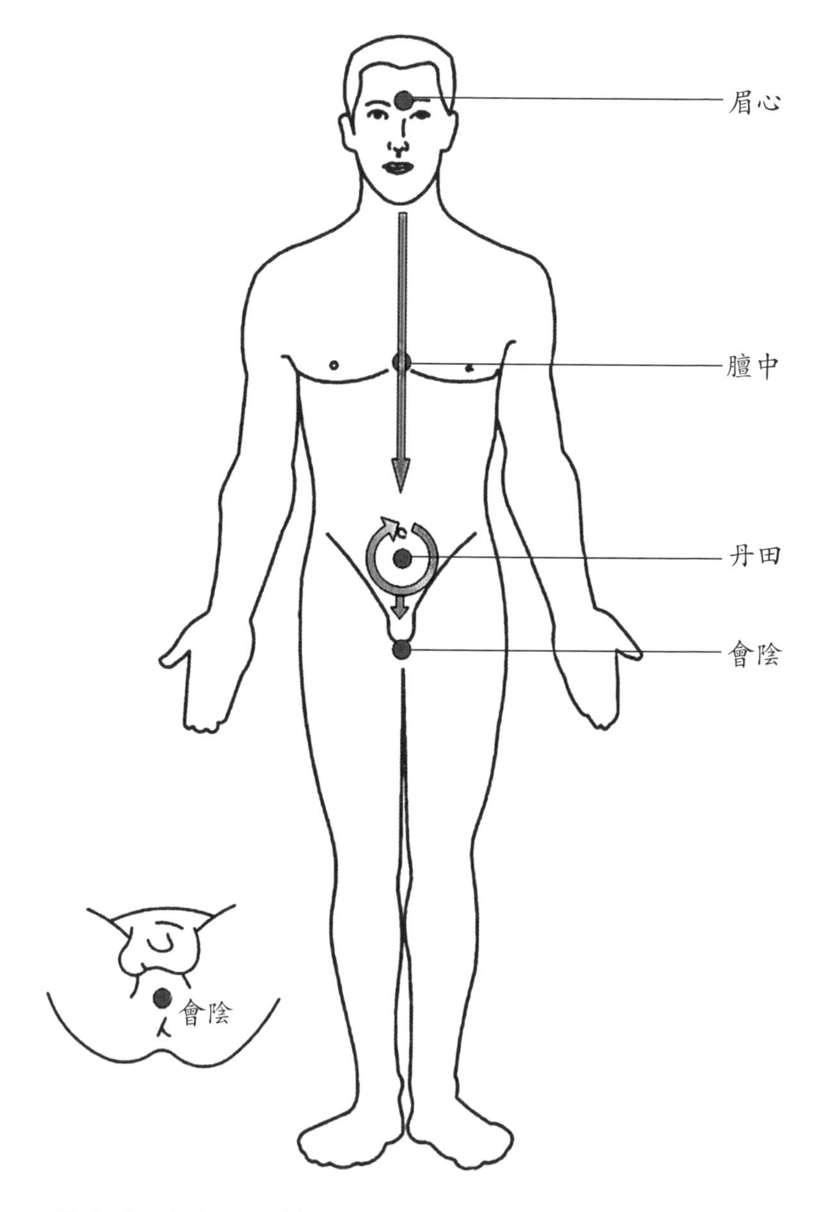


第十式 任督二脈循環、小周天循環、大周天循環（一）

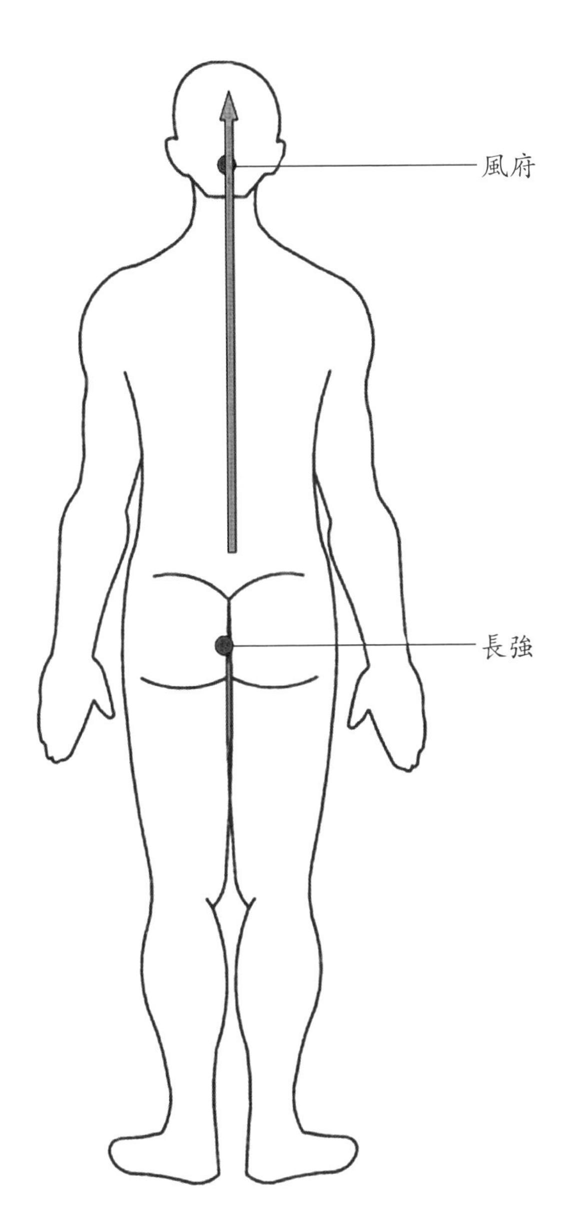


第十式　任督二脈循環、小周天循環、大周天循環（二）

## 三、精髓功法

### （一）無極暖身功

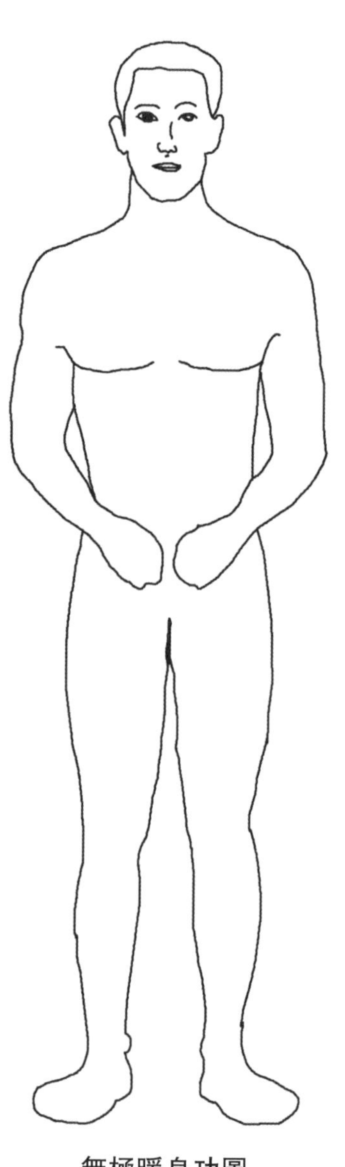
無極暖身功圖

【功法】

雙腳與肩同寬，小腹微縮，雙手握虛拳，敲擊肚臍以下二至三指幅丹田處，以不痛為原則。練功時可看電視、聊天……，不影響功效。

【功效】

促進腸胃蠕動，排除宿便，消腹脂，改善便秘。

## （二）無極甩手功

【功法】

雙腳與肩同寬，雙手自然放於身體兩側→吸氣→雙手由前方舉起，至肩高度，手掌張開、伸直→吐氣時將雙手放下，重複做至第五次時膝蓋配合輕彎。練功時可看電視、聊天……，不影響功效。

【功效】

加速體內循環、代謝系統，可迅速排除身體不好物質；練此功法身體會有產生分泌物情形（如眼、鼻、耳……），此為正常排除不好物質現象；建議每日練無極甩手功十五分鐘以上，並於結束練功時喝一杯溫開水，以幫助體內代謝。

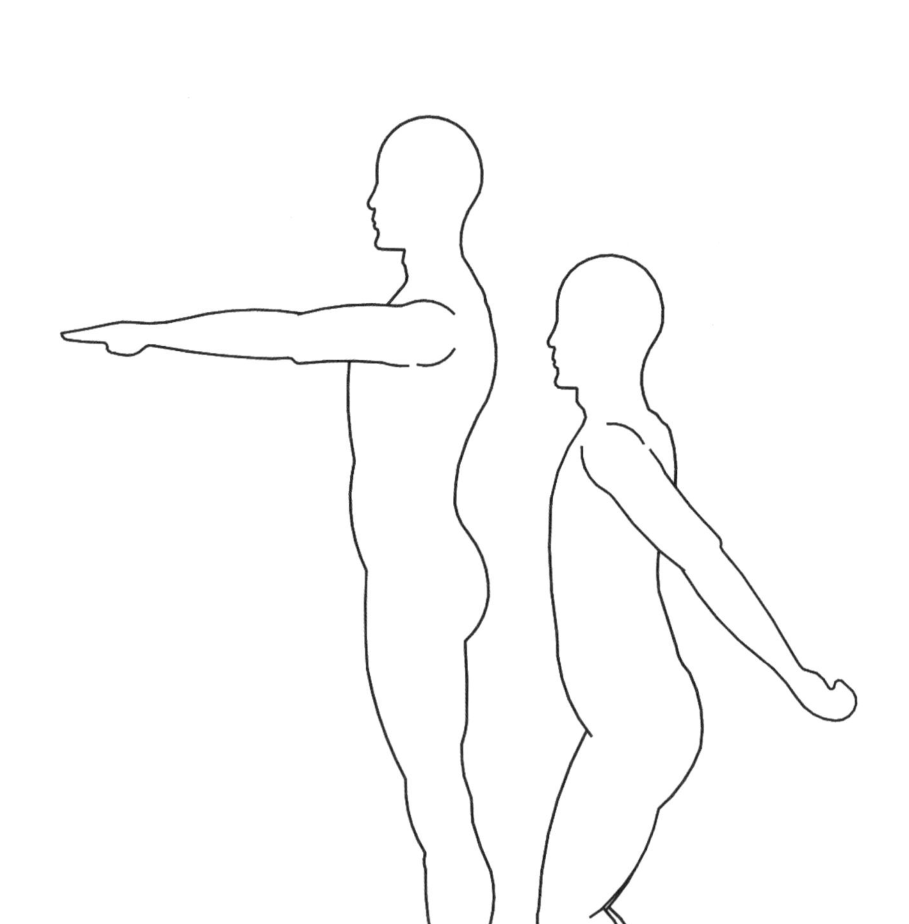


無極甩手功圖

## （三）太極運轉功

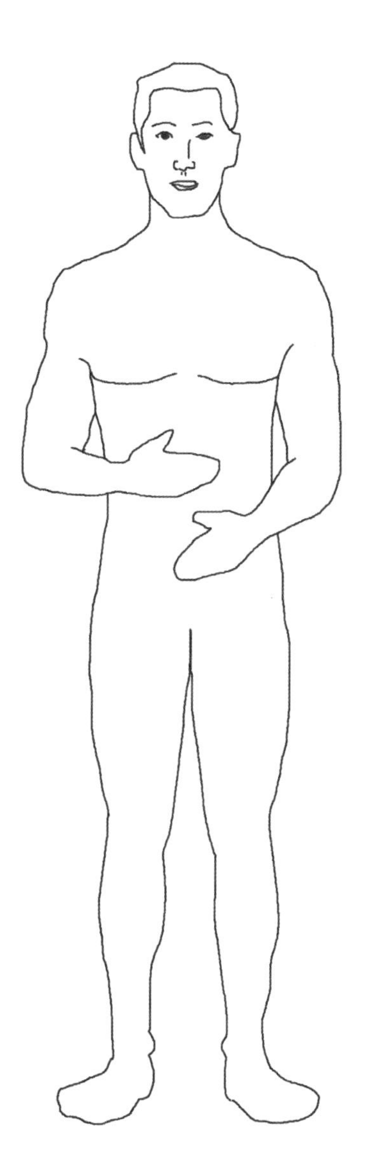

太極運轉功圖

【功法】

睡時左手放在丹田，右手放在肚臍上方三指幅處，想像有一股熱流經過左右手像太極般順時針運轉，直到睡著為止。

【功效】

能迅速累積功力，幫助睡眠，是一種適合初學者的練習功法。

## （四）強精回春功

【功法】

**起手式：**意念集中丹田，吸氣時臀部用力夾緊，吐氣時臀部放鬆。

**站姿：**雙腳與肩同寬，雙手自然放於身體兩側→吸氣，雙手由前方向上舉起，同時墊起腳跟、臀部慢慢夾緊，意念集中丹田，氣集中丹田→吐氣時雙手由前方慢慢放下回身體兩側，同時將腳跟慢慢放下→臀部慢慢放鬆。

生理期、手術後一個月內不可練習。

【功效】

能有效改善便秘及提升性能力，延緩老化。

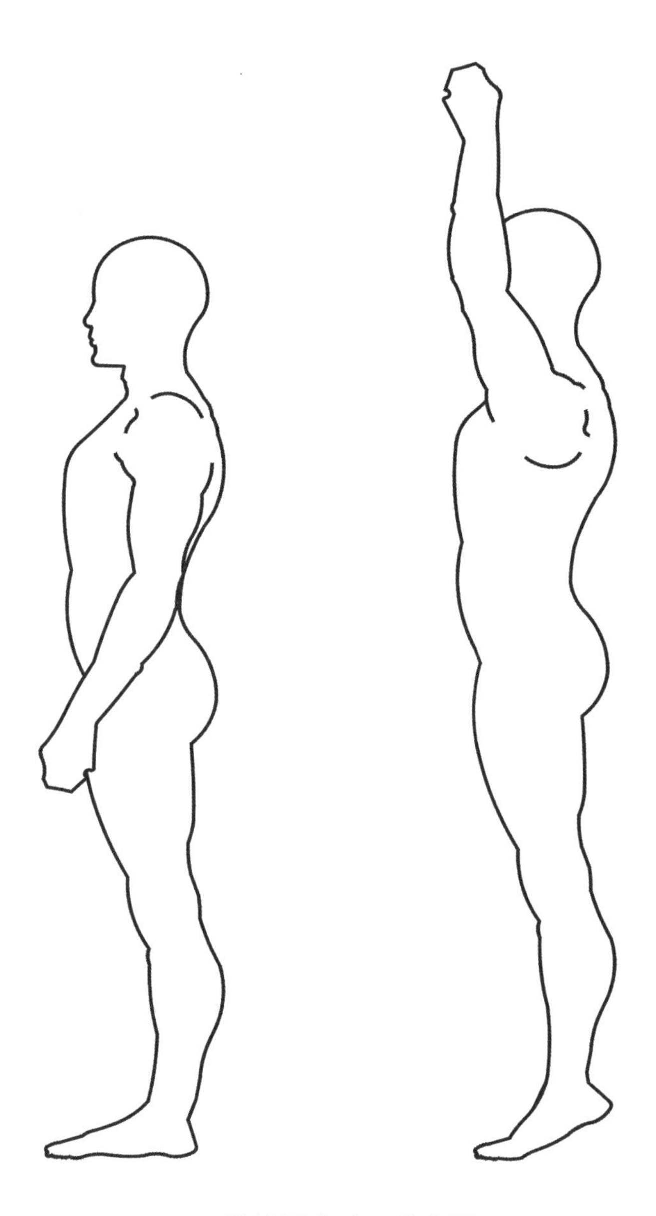

強精回春功　站姿圖

## （五）縮腹消脂功（減肥瘦肚功）

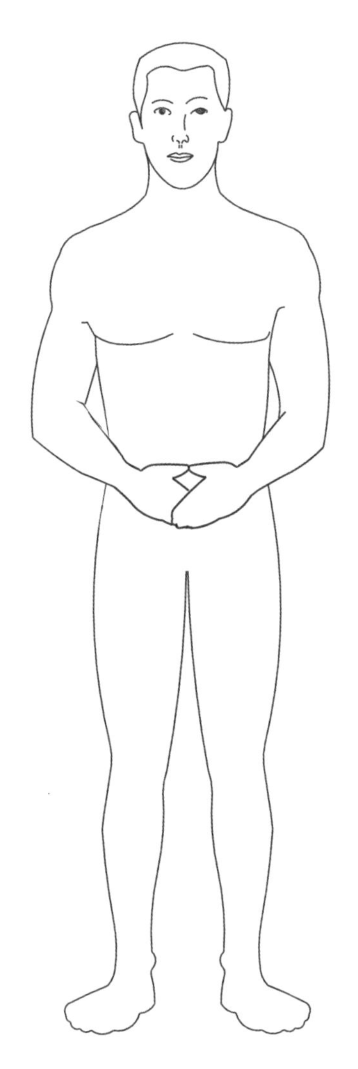

縮腹消脂功圖

【功法】

雙手壓丹田→吸氣至丹田→吸氣時雙手同時慢慢壓丹田→吐氣雙手慢慢放鬆。

【功效】

利用氣功能量，加強腹部運動，有效消除腹部脂肪，可減肥、瘦肚、消脂。

# 四、十二經脈

## （一）手太陰肺經

起於中焦，向下至大腸，回繞、沿著胃通過橫隔，進入肺臟，向下沿上臂內側，走手少陰心經和手厥陰心包經的前面，向下到肘窩，沿著前臂內側，由腕後橈骨莖突的內側進入寸口，沿著魚際的邊緣，至拇指內側端。

**手腕部支脈：**從列缺分出，沿食指內側與手陽明大腸經連接。

【穴道】

中府、雲門、天府、俠白、尺澤、孔最、列缺、經渠、太淵、魚際、少商，共十一穴。

【人體流通時辰】

3–5 時。

【症狀】

易疲倦，抵抗力差，易感冒，支氣管炎，鼻竇炎，鼻塞，眼充血，胸悶，口乾，咳嗽，氣喘，手掌發熱等。

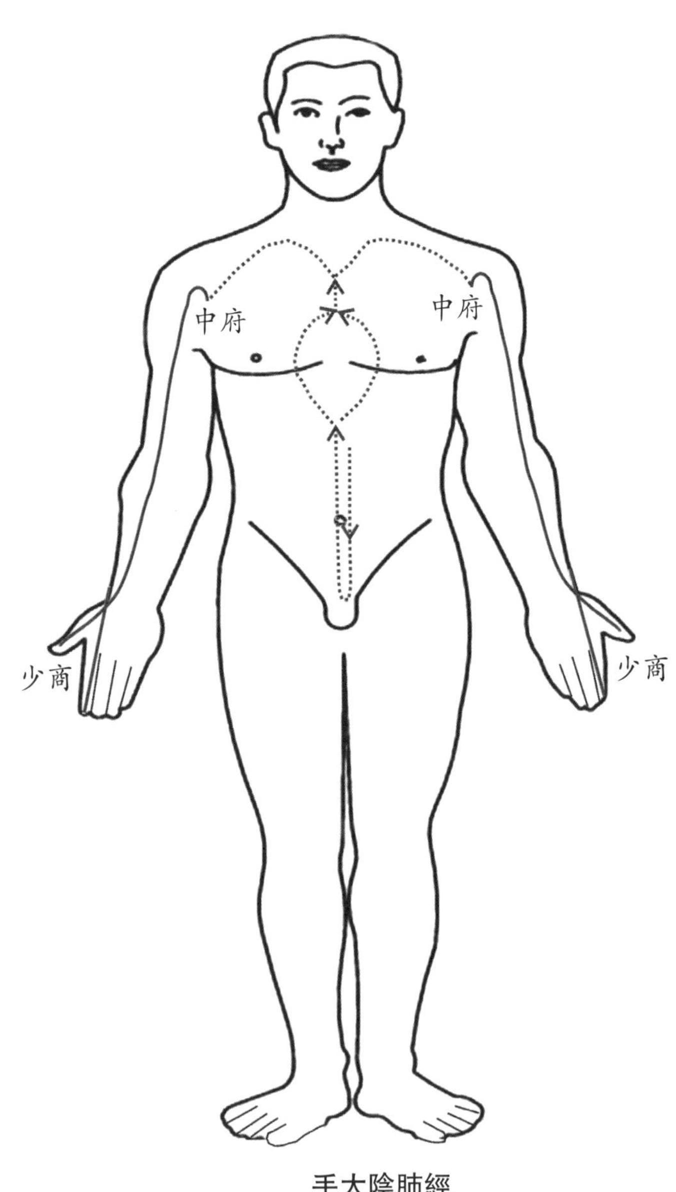


手太陰肺經

## （二）手陽明大腸經

起於食指末端，沿著食指內側向上，通過第一、二掌骨之間，向上進入拇長伸肌腱與拇短伸肌腱之間的凹陷處，沿著前臂外側至肘部外側，再沿著上臂外側、肩端、肩峰，向上至頸椎，再向下進入缺盆至肺臟，通過橫隔進入大腸。

**缺盆部支脈：**上走頸部，經過面頰，進入齒齦，回繞至上唇，交會於人中，左脈向右，右脈向左，分布在鼻翼旁與足陽明胃經連接。

【穴道】

商陽、二間、三間、合谷、陽谿、偏歷、溫溜、下廉、上廉、手三里、曲池、肘髎、手五里、臂臑、肩髃、巨骨、天鼎、扶突、禾髎、迎香共二十穴。

【人體流通時辰】

5–7 時。

【症狀】

和肺經的病體症狀相似，特徵為眼球發黃，鼻塞，流鼻血，口渴，喉嚨腫，頸部亦腫痛，過敏性鼻炎，易感冒。

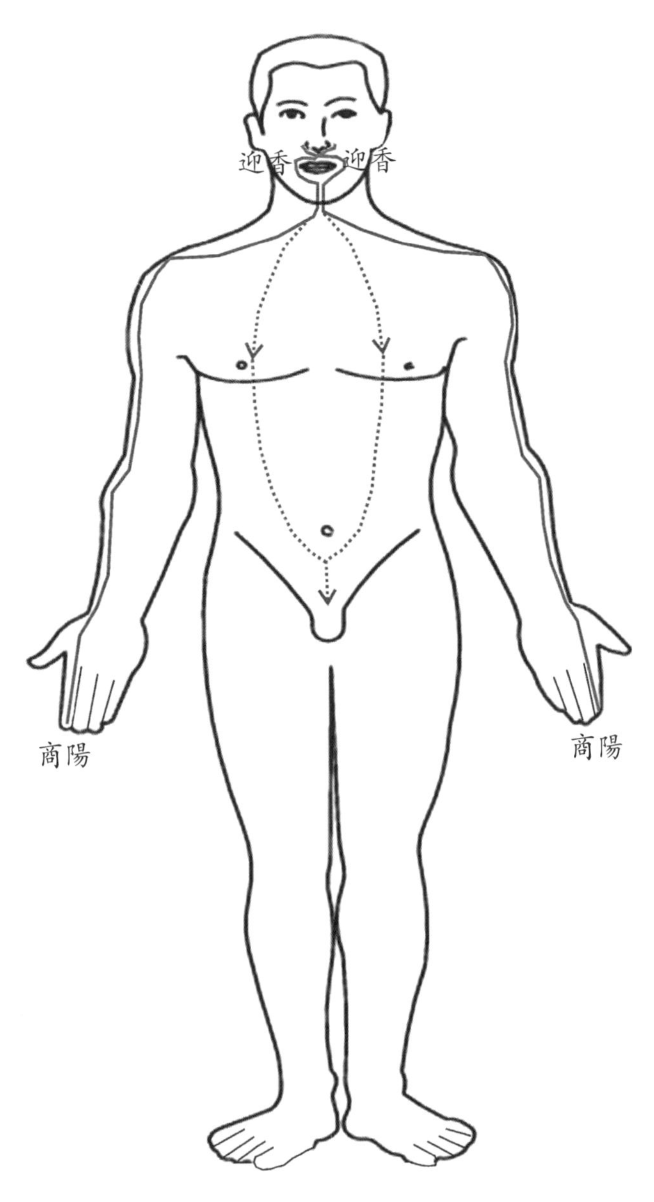


手陽明大腸經

## （三）足陽明胃經

起於鼻翼之側，上行到鼻根部，與旁側足太陽膽經交會，向下沿著鼻的外側，進入上齒齦內，環繞口唇，向下交會於頦唇溝處，再向後沿著口腮後下方，進入下頷處，沿著下頷角，上行耳前，經過足少陽膽經，沿著髮際到前額。

**面部支脈：**從大迎向下沿著喉嚨進入缺盆，向下通過橫隔進入胃，聯絡脾臟。

**缺盆部直行的脈：**經乳頭，向下由挾臍進入氣衝。

**胃部支脈：**沿著腹裏向下到氣衝會合，再下行至髀關，經伏兔下至膝蓋，沿著脛骨外側向下經足跗，進入足第二趾外側端。

**脛部支脈：**從足三里處分出，進入足中趾外側。

**足跗部支脈：**從衝陽分出進入足大趾內側端，與足太陰脾經連接。

【穴道】

承泣、四白、巨髎、地倉、大迎、頰車、下關、頭維、人迎、水突、氣舍、缺盆、氣戶、庫房、屋翳、膺窗、乳中、乳根、不容、承滿、梁門、關門、太乙、滑肉門、天樞、外陵、大巨、水道、歸來、氣衝、髀關、伏兔、陰市、梁丘、犢鼻、足三里、上巨虛、條口、下巨虛、豐隆、解谿、衝陽、陷谷、內庭、厲兌共四十五穴。

【人體流通時辰】

7–9 時。

【症狀】

口臭，胃潰瘍，胃下垂，消化不良，胃痛，打嗝，胃酸，頭痛，鼻塞，時打哈欠，易疲倦，缺乏耐力。

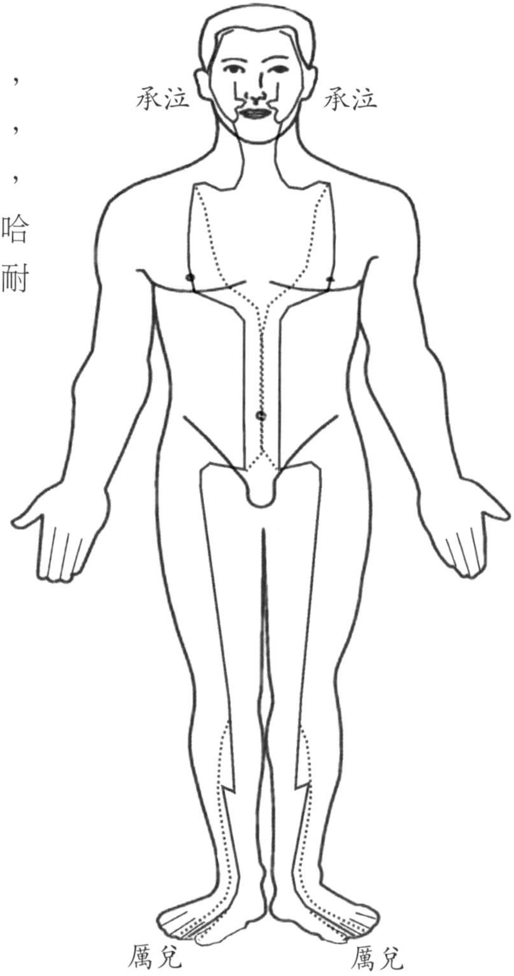

承泣 承泣

厲兌 厲兌

足陽明胃經

## （四）足太陰脾經

起於足大趾末端，沿著大趾內側赤白肉際，上行至內踝前面，再上行小腿內側，沿著脛骨後面，至足厥陰肝經的前面，經膝、股部內側進入脾臟，通過橫隔上行至舌根。

**胃部支脈：**向上通過橫隔進入心臟，與手少心陰經連接。

【穴道】

隱白、大都、太白、公孫、商丘、三陰交、漏谷、地機、陰陵泉、血海、箕門、衝門、府舍、腹結、大橫、腹哀、食竇、天谿、胸鄉、周榮、大包共二十一穴。

【人體流通時辰】

9–11 時。

【症狀】

消化系統問題，便秘，糖尿病，類風濕性關節炎，痛風，水腫，食慾不振，全身痠軟。

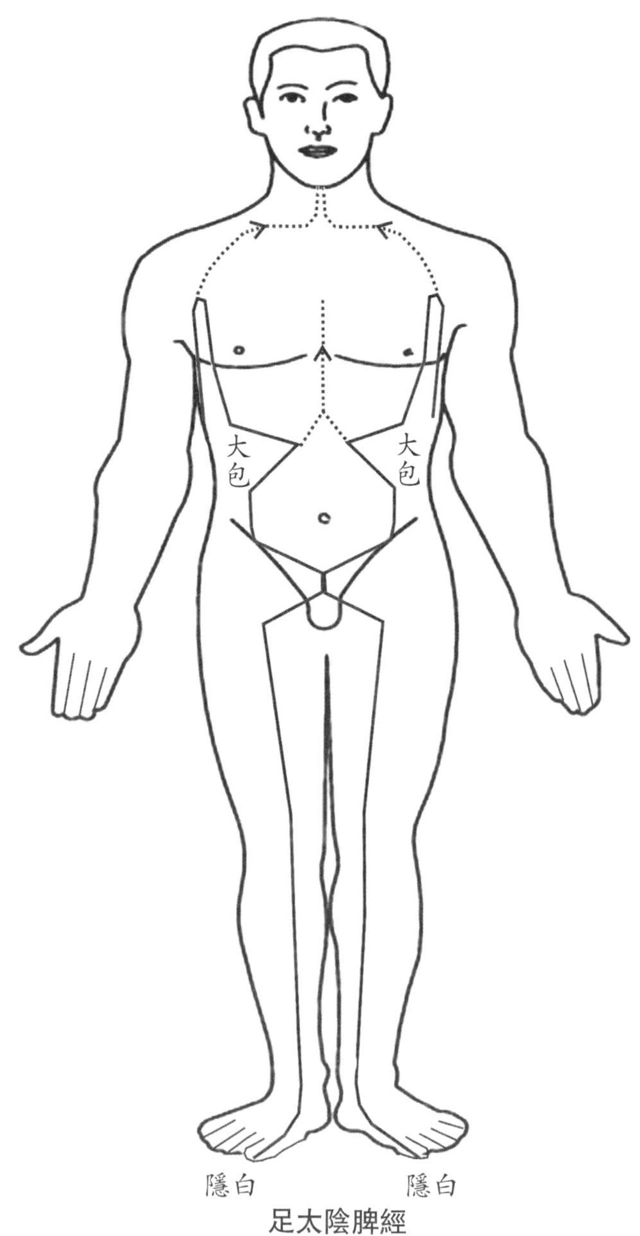


足太陰脾經

## （五）手少陰心經

起於心通過橫隔聯絡小腸。

**向上的脈：**挾著食管上行聯絡眼。

**直行的脈：**上行進入肺，再向下經過極泉沿上臂內側，行手太陰肺經和手厥陰心包經的後面，到達肘窩，沿前臂內側至掌後腕豆骨部，進入掌內，沿著小指內側至少衝與手太陽小腸經連接。

【穴道】

極泉、青靈、少海、靈道、通里、陰郄、神門、少府、少衝共九穴。

【人體流通時辰】

11–13 時。

【症狀】

心悸，失眠，手心熱，胸痛，心律不整，面紅，眼睛疲勞。

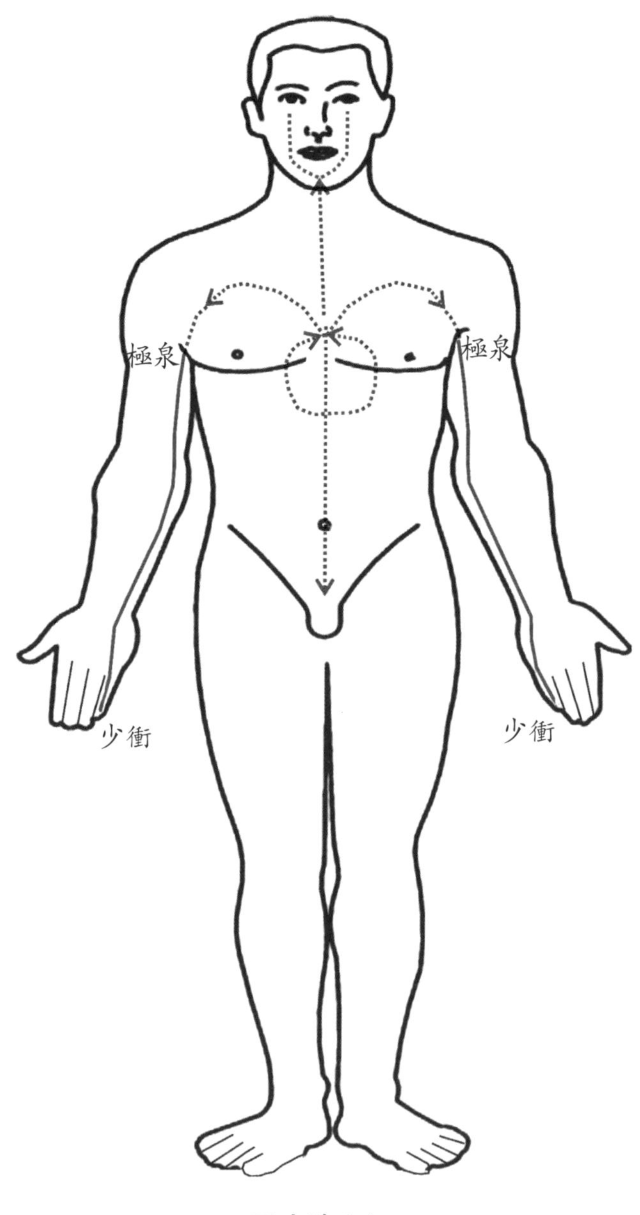


手少陰心經

## （六）手太陽小腸經

起於手小指外側端，沿著手背外側至腕部，進入尺骨莖突，上行沿前臂經肩關節繞行肩胛部，由督脈大椎，向下進入缺盆，聯絡心臟，沿著食管通過橫隔到達胃部，進入小腸。

**缺盆部支脈：**沿著頸部上行到面頰至睛明，轉入耳中聽宮。

**頰部支脈：**上行眼眶下顴髎經由鼻旁至睛明與足太陽膀胱經連接。

【穴道】

少澤、前谷、後谿、腕骨、陽谷、養老、支正、小海、肩貞、臑俞、天宗、秉風、曲垣、肩外俞、肩中俞、天窗、天容、顴髎、聽宮共十九穴。

【人體流通時辰】

13–15 時。

【症狀】

眼球發黃，聽力衰退，頭痛，便秘，脹氣，手臂外側疼痛，麻痺。

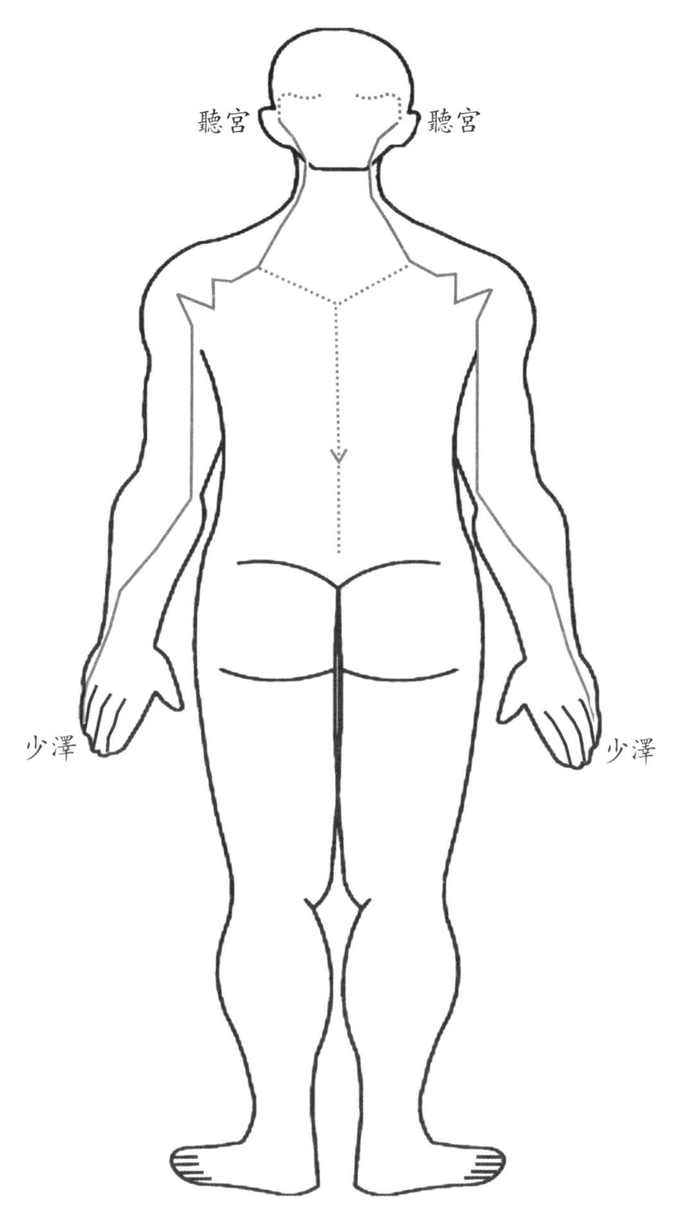


手太陽小腸經

## （七）足太陽膀胱經

起於睛明，向上經百會，從頭頂進入腦，沿著肩胛部內側挾著脊柱到腰，再進入內腔，聯絡腎臟，進入膀胱經過環跳，沿著大腿外側的後面，通過腿肚內，沿著粗隆至小趾外側端，與足少陰腎經連接。

**頭部支脈：**從頭頂到顳顬。

**腰部支脈：**向下通過臀部，進入膕窩。

【穴道】

睛明、攢竹、眉衝、曲差、五處、承光、通天、絡卻、玉枕、天柱、大杼、風門、肺俞、厥陰俞、心俞、督俞、膈俞、肝俞、膽俞、脾俞、胃俞、三焦俞、腎俞、氣海俞、大腸俞、關元俞、小腸俞、膀胱俞、中膂俞、白環俞、上髎、次髎、中髎、下髎、會陽、承扶、殷門、浮郄、委陽、委中、附分、魄戶、膏肓、神堂、譩譆、膈關、魂門、陽綱、意舍、胃倉、肓門、志室、胞肓、秩邊、合陽、承筋、承山、飛揚、跗陽、崑崙、僕參、申脈、金門、京骨、束骨、通谷、至陰共六十七穴。

【人體流通時辰】

15–17 時。

【症狀】

背脊痛，坐骨神經痛，頻尿，易肥胖，大腿浮腫，免症力低，殘尿，膀胱炎，易感冒，頭痛，喉痛。

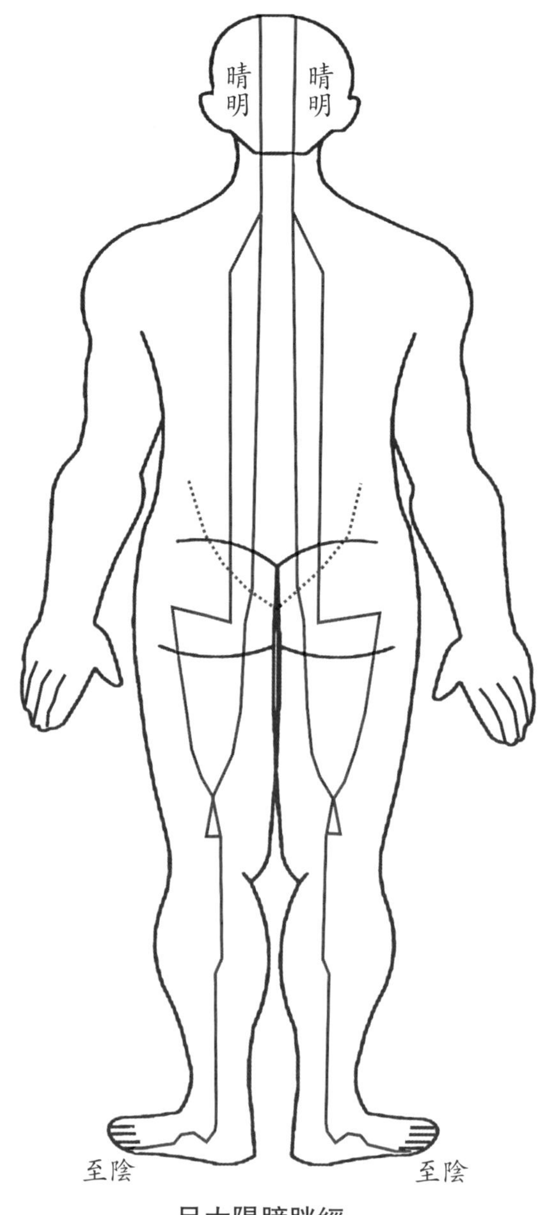


足太陽膀胱經

## （八）足少陰腎經

起於足小趾，斜向足心湧泉，進入粗隆，沿內踝後進入足跟，向上行小腿內側至膕窩，經脊柱長強進入腎臟，聯絡膀胱。

**腎臟部直行的脈：**從腎向上通過肝經橫隔進入肺，沿著喉嚨至舌根。

**肺部支脈：**從肺部出來聯絡心臟，與手厥陰心包經連接。

【穴道】

湧泉、然谷、太谿、大鐘、水泉、照海、復溜、交信、築賓、陰谷、橫骨、大赫、氣穴、四滿、中注、肓俞、商曲、石關、陰都、通谷、幽門、步廊、神封、靈墟、神藏、彧中、俞府共二十七穴。

【人體流通時辰】

17–19 時。

【症狀】

生殖器病，耳鳴，手足心熱，疲倦，易感冒，精力衰退，腰膝酸軟，頻尿，失眠，盜汗。

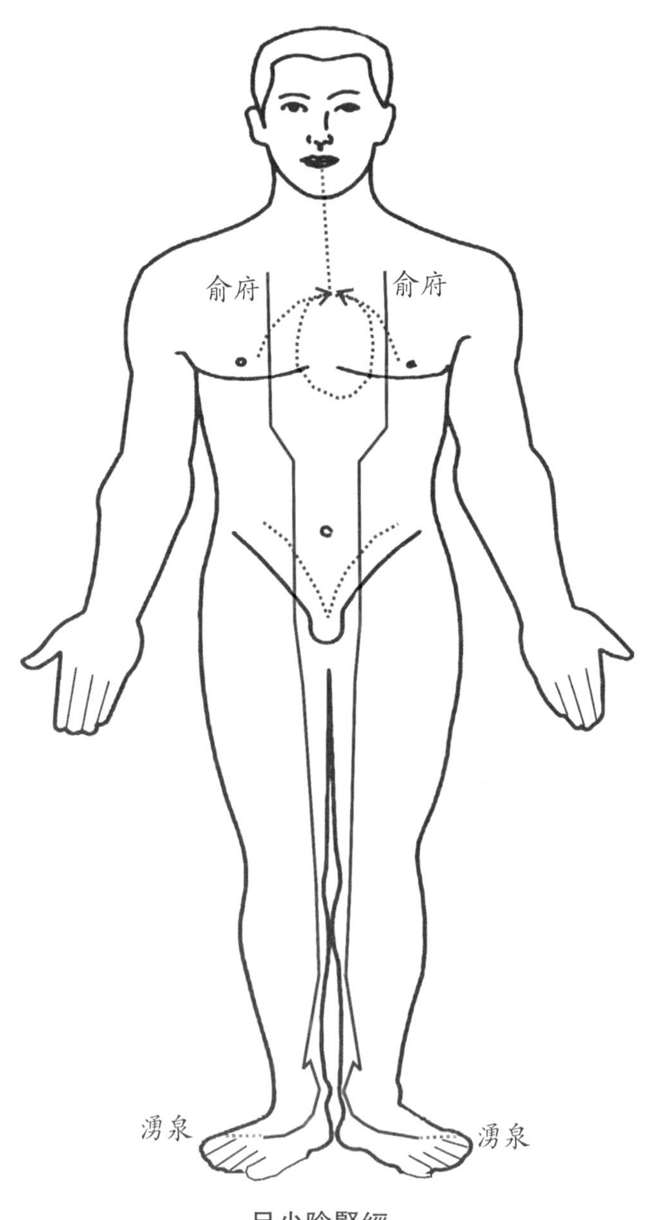


足少陰腎經

## （九）手厥陰心包經

起於心中，向下通過橫隔，從胸至腹依次聯絡上、中、下三焦；上行到腋窩，沿上臂內側，行手太陰肺經與手少陰心經之間，進入肘窩，向下進入掌內，沿著中指至指端。

**胸部支脈：**沿著胸中至天池。

**掌部支脈：**從勞宮沿著無名指到指端，與手少陽三焦經連接。

【穴道】

天池、天泉、曲澤、郄門、間使、內關、大陵、勞宮、中衝共九穴。

【人體流通時辰】

19–21 時。

【症狀】

心臟病，婦科病，精神病。

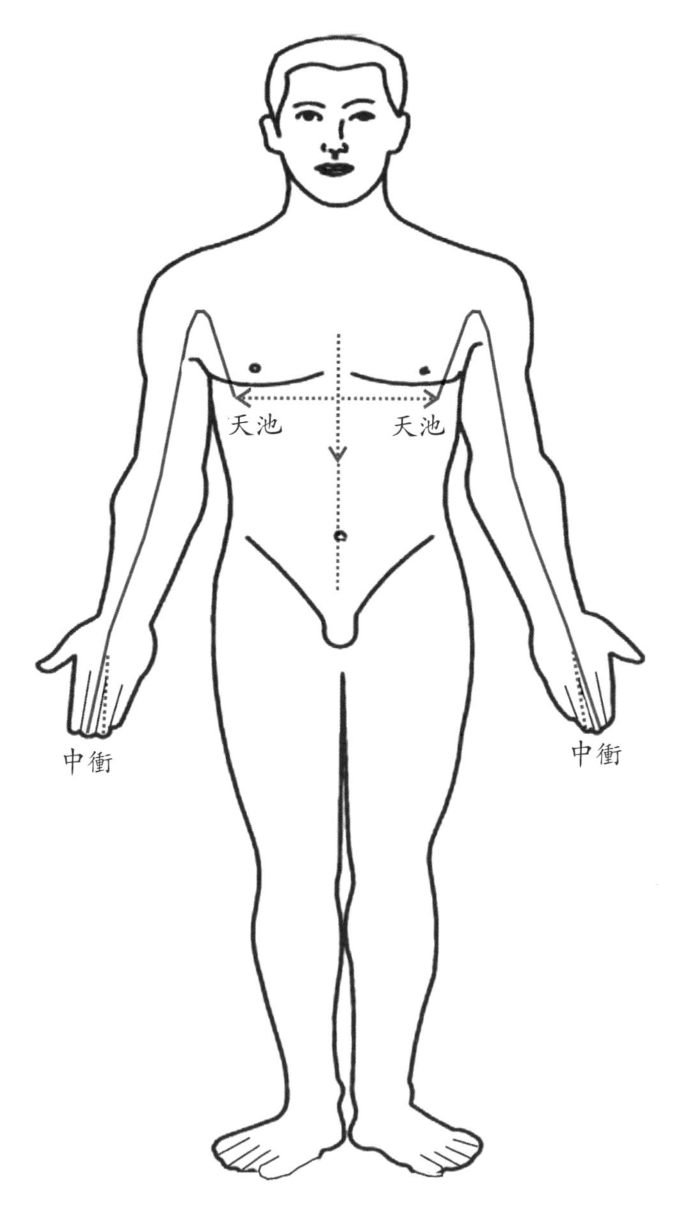


手厥陰心包經

## （十）手少陽三焦經

起於無名指末端，向上沿著腕背，經前臂外側橈骨和尺骨之間，向上沿上臂外側到肩，進入缺盆，聯絡心包，向下通過橫隔，從胸至腹。

**胸部支脈：**從胸向上至缺盆經頸部，沿著耳後，由面頰到眼眶。

**耳部支脈：**從耳後進入耳中，至絲竹空，與足少陽膽經連接。

【穴道】

關衝、液門、中渚、陽池、外關、支溝、會宗、三陽絡、四瀆、天井、清冷淵、消濼、臑會、肩髎、天髎、天牖、翳風、瘈脈、顱息、角孫、耳門、和髎、絲竹空共二十三穴。

【人體流通時辰】

21–23 時。

【症狀】

耳聾，耳鳴，多汗。

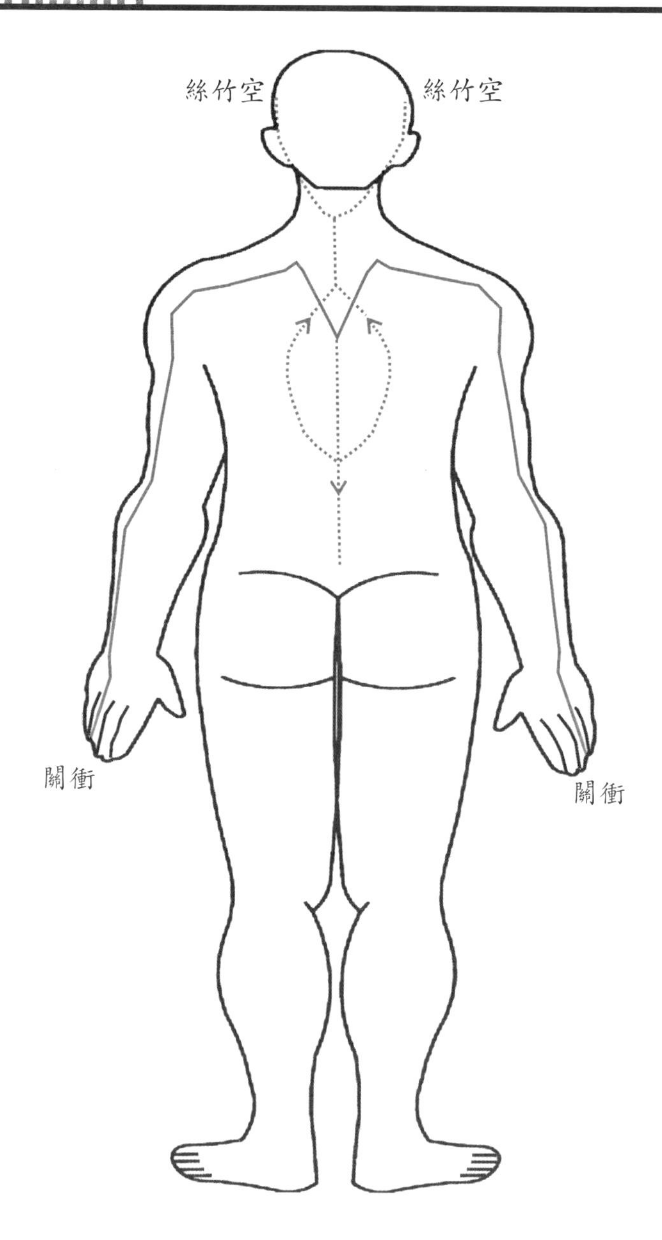


手少陽三焦經

## （十一）足少陽膽經

起於瞳子髎，向上到達額角部後，下行至耳後，沿著頭頸進入缺盆，向下進入胸中，通過橫隔，聯絡肝臟，進入膽，沿著脇肋內經過外陰部通過環跳，向下沿著大腿外側，向下到達懸鐘，沿著足跗部至足第四趾外側端。

**耳部支脈：**從耳後進入耳中到眼。

**外眥部支脈：**從目外眥向下經大迎，與手少陽三焦經會合於絲竹空。足跗部支脈：從臨泣經大敦，與足厥陰肝經連接。

【穴道】

瞳子髎、聽會、上關、頷厭、懸顱、懸釐、曲鬢、率谷、天衝、浮白、頭竅陰、完骨、本神、陽白、頭臨泣、目窗、正營、承靈、腦空、風池、肩井、淵腋、輒筋、日月、京門、帶脈、五樞、維道、居髎、環跳、風市、中瀆、膝陽關、陽陵泉、陽交、外丘、光明、陽輔、懸鐘、丘墟、足臨泣、地五會、俠谿、足竅陰共四十四穴。

【人體流通時辰】

23-01 時。

【症狀】

易怒，易激動，易罹患疾病，口苦，腹瀉，食慾不振，腰痛，月經不調，坐骨神經及膽道疾病，膽怯易驚，失眠多夢。

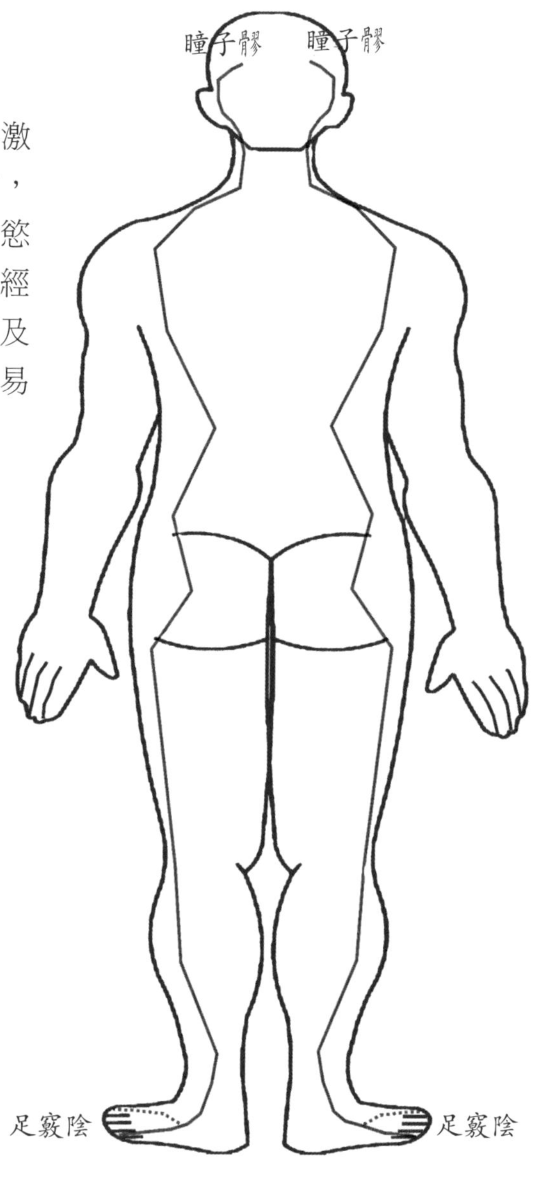


足少陽膽經

## （十二）足厥陰肝經

起於足大趾大敦，沿著走跗部向上至中封，上行膝內側，沿著股部內側進入陰部，上達小腹，進入肝臟，聯絡膽，向上通過橫隔，沿著喉嚨的後面，進入鼻咽部，經眼至頭頂，與督脈連接。

**眼部支脈：**下行頰裏，環繞唇內。

**肝部支脈：**從肝通過橫隔向上進入肺臟，與手太陰肺經連接。

【穴道】

大敦、行間、太衝、中封、蠡溝、中都、膝關、曲泉、陰包、五里、陰廉、急脈、章門、期門共十四穴。

【人體流通時辰】

01–03 時。

【症狀】

口乾舌燥，易疲勞，易怒，影響胃及十二指腸，腰，腹，生殖器，泌尿器，咽喉，身心的症狀。

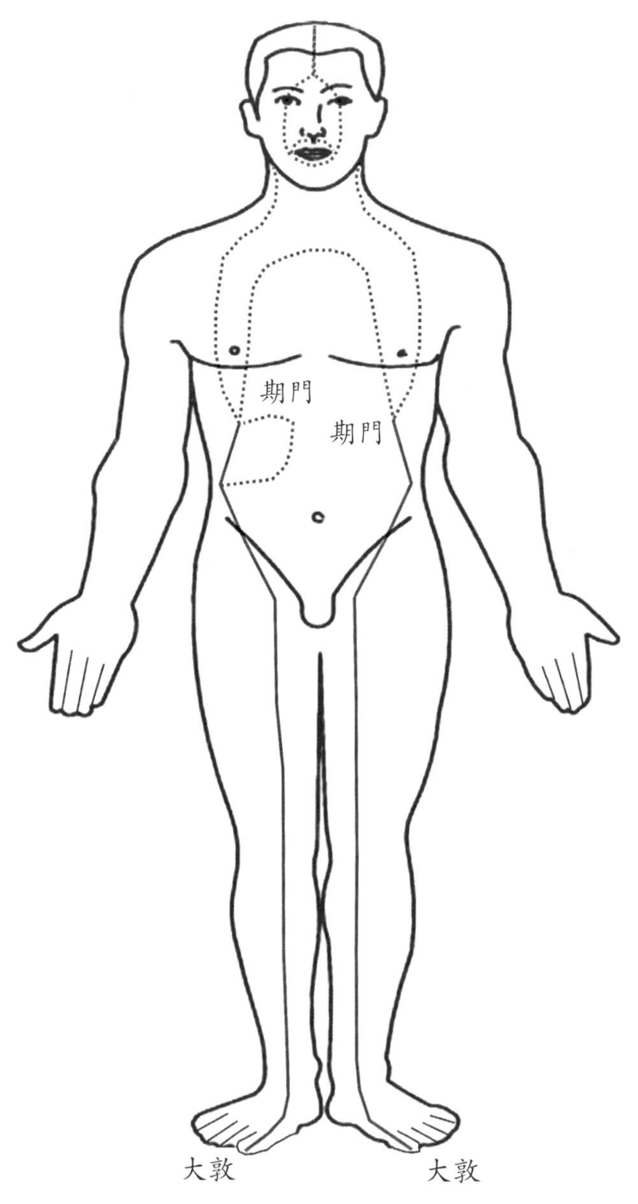


足厥陰肝經

## 五、十二經脈與任督二脈的結合

經絡是人體運行氣血的通路，內部是通向五臟六腑，外部是通向體表。任脈及督脈是屬於軀幹經脈，任脈行身體前正中線，督脈行身體後正中線。十二經脈是對稱分布於人體的兩側，上半身、下半身各有六條，以手、足及陰、陽區分，陽經行身體外側，陰經行身體內側，陽經分陽明、少陽、太陽，陰經分太陰、厥陰、少陰，以人體立面之前、中、後分布，起、止於肢體末端，行經肢幹，進入五臟六腑。

氣功的修煉，功力能量的累積，需經由任脈、督脈循環產生，所以打通任督二脈，是練習氣功的基礎，然而，因任脈、督脈為軀幹經脈，經絡未行至五臟六腑，以致練功後累積的能量，無法到達體內器官，不能運用能量來修護身體器官功能。

而十二經脈為行體表通體內之經絡，經脈暢通後，氣血就可通往身體各部位，及進入五臟六腑，才能調整、保養、維護臟腑，遠離病症，所以任督二脈暢通為養生之基，十二經脈暢通為養生之本，這就是十二經脈與任督二脈，被經絡學說併列為十四經研習的原因。

十二經脈與任督二脈結合修煉，可讓能量進入內臟，修補、調整身體，預防疾病，對練習氣功者助益很大。

無極養生氣功全套功法，含有十二經脈與任督二脈的結合功法，每日只需修煉十分鐘，就可以擁有健康的身體。

# 第四章

# 練功的重要課題

練習氣功時，呼吸要保持深、慢、細、長及規律，意念要保持正向思考，因為正向思考，就會感覺自己愈來愈進步，而負向思考的人，往往會找相當多的理由，半途而廢。

無極養生氣功簡單、易學，希望練成者，能廣為宣傳練氣功的正確觀念，將好的國粹發揚光大。

練功最重要的就是須有恆心，只要每日皆練習，不間斷，大約一至二個月就可打通任、督二脈，後續氣功愈練愈強，可陸續打通全身經脈。

練功時除任、督二脈未通前，有需要注意的事項（如下）外，往後練功並無禁忌，不論時間、地點、場所、姿勢皆可練功。

## 一、練功注意事項（任督二脈未打通前）

1. 為不影響胃腸消化，避免吃飯前後半小時練功。

2. 避免洗澡及激烈運動前後半小時練功，因此時氣血散發於皮膚表層，為不虛耗練功時間，不宜練功。

3. 女性學員生理期間可靜坐練功，但不要練無極暖身功。

4. 避免在空氣不佳或陰暗場所練習，練功時宜選擇通風、有光（不要太亮）場所。

5. 避免練功後即刻沐浴（先稍事休息後再洗澡為宜）。

## 二、練習無極養生氣功之精髓功法注意事項

強精回春功、縮腹消脂功等二種功法，係具特殊功效功法，屬消耗能量功法，練功時會消耗氣功能量，練習此二種功法，每次練習最多只能占全部練功時間的20～40%，不可多練，以避免過度耗損能量。

## 三、快速提升功力秘笈

1. 佩帶或運用高能量物質。
2. 以高能量物質搭配練功。
3. 慎選練功場所，及人、事、物。

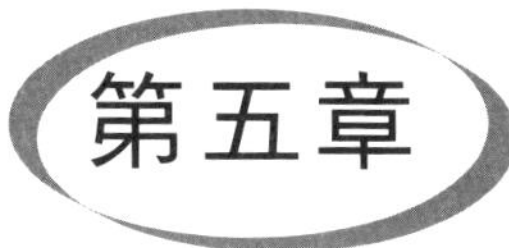


# 學員心得分享

## 學員　王姓書商　學齡：約半年

一開始想學氣功是因為我父親，從發現到病逝大概九個月，很難令人相信，平常那麼健康的人，竟會得癌症，而且一檢驗出來就是胃癌末期，期間沒有一點症狀，諷刺的是一年前還曾做過健康檢查，根本沒發現病因，這引發我內心思考，現代醫學還是會有盲點，除了定期檢查外，最好有種方法可以輔佐，那就是預防，坊間出現許多書籍，不外乎食療、運動、藥補，但我最鍾意的還是氣功，只是氣功百百種，每個人講到氣功似乎都有一套，有的人說這樣，有的人說那樣，搞得我暈頭轉向，到底什麼才是真正的氣功？

因緣際會遇到曾老師，他第一眼給我的感覺，是個正人君子，但時下的詐騙集團哪個不是衣冠楚楚？氣功收費也不貴，會不會之後獅子大張口？……之所以以小人之心度君子之腹，是因為最近詐騙集團太多了，而且我又長得一副連非詐騙集團都覺得不騙我實在很可惜的老實臉，所以一定要小心謹慎。

心中疑慮消失後，我開始用心學習氣功，每週一次，每次都是桃園、新竹往返通車，五個多月來從未間斷。

學習過程中，狀況實在多得離譜，而且也沒有曾老師所說的感覺，內心有點氣餒，到底我是不是練氣功的材料？我的氣功程度到底有無進步？班長聖墻以手指運氣在我手掌比劃，我都沒有感覺……一連串的打擊讓我心情 down 到谷底。

直到最近，因寒流來襲，在互搓手掌的同時，也玩起手指，發現我的手指，居然也能像班長一樣可以放射出氣感，而且距離還蠻長的，這讓我信心倍增，更加有恆心的學習。

曾老師曾說在練氣功前，將自己的所有毛病紀錄下來，練完後看看哪些有改善，在練氣功期間，困擾我多年尿尿惡臭的毛病已經不藥而癒，其他毛病倒是還未見改善，我想這可能和我學習時間較短有關，有些穴道可能還未完全打通，曾老師說有癌症的學員都練好了，何況是一些小毛病呢？在勤練氣功的同時，我更期望能夠有更年輕、更健康、毫無病痛的身體，我相信這天很快會到來。

### 學員　田慧敏

我叫田慧敏，是參加新竹市立社教館第 105 期 H21 無極養生氣功班的學員兼班代。原本剛開始上氣功課程時，是抱著好奇的心態來上課，對「氣功」這兩個字可以說是完全不了解。

第一堂課曾老師就告訴我們什麼是氣功？氣功簡單地來說，就是控制氣的功夫。氣功可分為內功及外功，我們現在一般練的氣功叫做內功，它的功能是可以讓我們的氣血達到良好循環的作用，我們可以藉氣功來調理我們的身體，進而達成修身養性、改善體質、增強免疫功能、延年益壽、幫人治病行善等目標，尤其是針對年過40歲以上的人來說，練氣功可達到保健強身的功效。

練了氣功，就像是入寶山一樣，當然我們要努力挖寶，而最基本的要求就是老師每次教完一個招式後，我們學員必須每天有恆心、毅力的去練習才行。最讓我感到有興趣的事，就是曾老師上課方式生動活潑、輕鬆自然，他會以自己練功的親身經歷，舉許多的例子講解給我們聽，他非常關心我們每位學員，不論是在練氣功的過程當中出了什麼問題？為什麼會練的沒什麼感覺？學員間的身體哪個部位出了狀況？等等……，老師都會一一告訴我們方法，應該要如何練才能解決，克服目前的問題，這也讓我更有信心。

老師本身學習氣功的時間相當長，他也努力研究各門各派。經過老師自己多年辛苦努力的研究，找了上百人來試驗，把這一套氣功變得簡單易學，不需花太長時間及太多金錢就可將氣功整套的方法學會。老師本著慈悲心腸，救渡眾生的使命，大力向我們學員推廣及宣揚中國傳統國粹，並將氣功推展出去，發揚光大。

老師一開始介紹練氣功的階段性，我才了解到原來練氣功也是有一定的順序性，也就是：先打通任督二脈（相當國中程度）再打通全身十二經脈（相當於大學畢業），最後若能打通中脈（靈魂出竅）則是達到最高境界，但往往練上去的人是愈來愈少。曾老師說練氣功是一種福報，我真的很珍惜有這樣的機會和緣分能夠認識曾廣中老師，而成為老師的學生。老師不吝嗇的把他所有知道的東西都一一的在課堂中跟我們分享，每次上課時都會很關心我們每位學員回去練氣功的狀況。

我自己每一次上課都有按照老師排定的進度在練，因為每次上課非常的專心，每天回家都有在練，所以才能在短短三個月後很順利的打通任督二脈，打通的那一天感覺到整個後腦勺相當的熱，讓我覺得相當開心，也非常感謝老師願意傾囊相授。

之後，我繼續練十二經脈，包括有肺經、大腸經、胃經、脾經、心經、小腸經、膀胱經、腎經、心包經、三焦經、膽經、肝經。老師一開始就告訴我們，前六經是送分題，七～十二經較困難。在練十二經脈時要切記分三段來練，這三段就是：10 分鐘練任督、10 分鐘練十二經脈、10 分鐘再練任督。最後就是每天練結合任督、十二經脈的方法。

在這一年當中，老師有教我們各式功法，例如太極運轉功就適合晚上睡覺時練、無極養生甩手功、無極合抱功是用於精神不好時練的、小周天循環、大周天循環……等等。原本我的身體體質就不是很好，常常很容易生病，但是自從練了一年的氣功之後，發覺自己的手及全身變得比較有力氣，且這一年裡也沒有生病，是不同於以往的身體狀況，這也讓我省了許多醫藥費，班上其他同學也是覺得較少生病。我整個人看起來臉色較為紅潤，氣血循環變好，也感到身心舒暢。平日在家修煉氣功，只要練一下下，馬上就感覺到氣上手，氣感很強。我希望之後能有機會去深山有神木及瀑布的地方練氣功，讓自己的功力大增。

最後，要跟所有班上的同學共勉，這也是老師一直期待我們的就是希望大家能夠天天持續不斷的練，哪怕只有 15 分鐘，所以練氣功一定要精進，平日自己在家時，再忙再累也要稍為練一下，如果連續 2 個星期沒練的話，我們的任督二脈又會自動封閉起來，到時前面的努力又白費了，所以，我們一定要養成每天練習的好習慣。如果在練的過程中有任何問題的話，隨時都可以跟老師聯絡。

目前，我已打通全身十二經脈，所以今後我要更加努力。當然最感謝的還是曾廣中老師。

### 學員　艾德蒙

氣功，其實很平易近人！

一直以來，就對「氣功」有著相當濃厚的好奇心與高度的興趣，但是就跟大多數人一樣，因工作、家庭及各式各樣忙碌的理由，佔據了自己所有的時間，也就無暇真的去接觸這個領域。

在一年多前的一個機緣，看到新竹社教館的招生簡章中有開立氣功這門課程，我便毅然決定要參加曾老師的無極養生氣功課程，打算一探它的神秘面紗。

剛開始也是存著探索及好奇的心態去接觸它，但在學習的過程中，我漸漸能體會到老師所強調的氣功，其實就是控制氣的功夫。它的確是一門高深的領域，但並非如此地遙不可及，也沒有我們想像中的那麼困難。其實就像學習任何東西一樣，靠的就是信心、恆心與毅力。在老師循序漸進的教導下，發現它竟是可以如此的平易化及科學化的學習。

目前氣功對我而言，變成了一項另類的養生運動，它沒有年紀、時間、地點、天候、同伴或是宗教……等的限制。隨時隨地，只要有空就可以練氣，或站或坐或臥。在不佔用我太多時間練習的狀況下，我漸漸也感受到自身免疫力的增強。這一年多以來，在我週遭的一些同事朋友們受到流行性感冒侵襲的狀況下，我很幸運能全身而退。而且明顯感受到體力及定力也較從前好很多。看到我的改變，家人及同事也都跟進加入無極養生氣功學習的行列。

我很贊同老師所說：「健康是人生最重要的因素。」沒有了健康，其他的都只能歸零。我們常在公園看到練功最認真的，除了對武術有濃厚興趣的人外，就屬一些老人家及身體有病痛的人，那是因為他們最能深刻體會到健康的重要性。試想，如果在我們身體健康時，便能好好善用這俯拾可得的健康之道，何樂而不為呢？

在園區工作，偶有聽到年輕工程師年紀輕輕就一堆文明病纏身，更甚者還有過勞死的，真是令人不勝唏噓。

我很慶幸我能習得無極養生氣功，也深深感受到老師推廣氣功健身的用心。因此，我也會持之以恆地練習下去。

## 學員　余永凌

每個人尋求保健養生之道都不盡相同，有人久病成良醫，有人從飲食下手，有人以運動長保青春，有人則是尋求不病之道。一般身強體健之人往往不會對氣功有太大的興趣，會想登入養生氣功之門，大都是體質不是那麼硬朗，或是已經疾病纏身，希望藉由氣功的能力讓自己遠離疾病，重拾健康快樂的生活，包括我本人也是。

本人從小就有大病不犯、小病不斷的困擾，運動加上中藥從沒少過，但總覺得治標不治本，要增強體質又苦無門路。機緣巧合之下，遇到了曾老師教習氣功，一開始抱著姑且一試的心態，由打通任督二脈著手，有了氣感之後，更想將所有的階段學全，於是再隨著老師習練十二經脈。學完之後又不間斷的練功，從一開始的微弱氣感，到現在的熱流隨意而走，逐漸感到氣功已在體內成形。之前的一些小毛病現在發生次數越來越少，精神也跟著越來越好，都歸功於曾老師所教授的氣功。

練功至今，老師耳提面命，其實氣功的修煉並不困難，只要照著老師所教授的法門以及步驟，必然能夠打通任督二脈和十二經脈，最後達到真正疾病遠離的境界，所需要的就是耐心毅力，這也是忙碌的現代人需要付出的小代價，如此才能換取之後的大成果。

欣聞老師即將把心得出書，本人也很高興有此機會為老師見證氣功的成效，嘉惠有需要的有緣人。

## 學員　林國禎

很多好事，只會在相信的人身上發生。

一直以來對身邊有學氣功，相信並認真練習的人，都具有不太怕冷、很少感冒，且身材不隨歲月而改變的特質，覺得甚為神奇。直到自己也開始學習無極養生氣功，親身體驗之後，才感受到其中的奧妙之處。接觸氣功一年多以來，已經不太記得上次感冒是民國幾年的事了，當然偶而還是會覺得上呼吸道怪怪的，根據 40 多年經驗，應該就是快要感冒了，這時候只要當天增加時間練功，隔天就會安然無恙，簡直有點誇張，連自己都不太敢相信；以前的話，就只能多喝溫開水、多休息、吃維他命，然後聽天由命，現在多了這個方法，簡單有效又沒副作用，實在比上醫院，吃藥、打針好太多了。

為了能更瞭解氣功，除了到圖書館借閱相關書籍外，也買了很多本書來研讀，經過比較之後，發現曾老師的這套功法，循序漸進（任督、12 經脈、中脈），不需要記得很多穴位名稱，是最容易上手且短時間內就可達到效果的一套功法。也相當適合忙碌的現代人，隨時利用空檔，就可增進功力。

平常生活上，無論上班、上學、坐車或看電影等，常無法避免在密閉空間裡，會有身體不適的人，往往只要聽到咳嗽或打噴嚏的聲音，就只能祈求上蒼千萬不要傳染給我。常常在想，除了碰運氣之外，難道沒有其他方法嗎？現在我知道，除了均衡的營養及規律的運動外，隨時隨地都可進行的無極養生氣功，更是一套值得推廣的提升免疫力的好方法。

如果你有機緣可以接觸到曾老師的無極養生氣功，千萬不要錯過，一次學習，終生受用。

**學員　林國華**

如果不是去年的一場大病，我想，篤信基督教的我，是不會在這時候接觸氣功的。

去年，民國 96 年，原本該是慶祝我 40 歲生日的一年，然而向來很少感冒的我，卻因久咳不癒，右肺嚴重積水，歷經數月折磨，終於讓當時台大醫院楊副院長診斷出我得了癌症，一個發生原因不明的淋巴瘤。當時聽到真有如晴天霹靂！接下來就是一連串長達半年以上痛苦的住院、檢查、化療、電療……，直到 12 月總算將癌細胞全數消滅，保住了命之後，接著就是要避免復發及處理因化療期間免疫力下降而來的肺部黴菌感染（看免疫科）及骨頭痠痛（看骨科）、盜汗、夜咳等後遺症。出院之後，深感西醫的治療方式，均是頭痛醫頭腳痛醫腳，並且一切仰賴化驗報告及醫師經驗，許多侵入式的採樣既痛苦又危險。而藥物呢，也只是減輕痛苦跟症狀，若要痊癒，最終還是得靠時間讓自己的身體慢慢復元。也剛好得知，禮拜一到禮拜五在新竹教授氣功多年的曾老師，為了推廣這套功法，讓大家身體更健康，禮拜六願意來台北，將他多年的親身體會，傾囊相授，曾老師的養生氣功以提升自己免疫力及身體修復能力為主，剛好符合現階段我的需求。

另外，值得一提的是這幾週的驗血報告有一項跟淋巴病人有關的 LDH 指數，正常人為 400 以下，我在治療前最嚴重時為 3000 多，12 月出院時為 264，接著回診的驗血報告愈來愈高，直到 97 年 2 月 20 日飆到 827，加上另一項 β2 指數正常人為 1.8，我為 3.3，醫師已準備要為我進行第二階段的化療。跟曾老師報告之後，原來是自己只練大小周天，完全忘了曾老師所教的排毒最重要的甩手功，加緊練習之後再驗血，2 月 27 日 LDH 降到了 527，醫師陷入兩難暫緩進行 2 次化療，並在 3 月 6 日再驗一次血，3 月 11 日懷著忐忑不安的心去門診看驗血報告時，醫師宣佈了好消息，2 項指數都已下降至正常範圍，就在醫師高興卻也不解的情況下，我才告知他我在練氣功，而醫師竟也以『認真練氣功』加註於病歷上，真是有趣。

在指數飆高前，練習氣功的時間少又不固定，還好臨時抱佛腳竟有如此神效，真的覺得自己很幸運。

目前的生活重點除了上班及頻繁的回診追蹤治療外，就是每週六下午的氣功課程，第一階段的任督課程已經上完，從剛開始上課的前幾週毫無氣感，到後來的氣上手、氣上腳，身體每日均有不同的感覺，尤其任督二脈通了之後，整個頭部發麻，實在是非常神奇。其實，每個人的身體裡，都住著一位 24 小時全年無休，世界上最好的醫師，他一直默默地在為我們對抗病魔，我們應該要善待他，並好好地為他補充能量，讓他的功力增加。

生命中要感謝的人很多，除了感激家人、朋友及公司、同事的支持與體諒之外，還要感謝全心全力醫治我的救命恩人——主治醫師血液科蔡醫師，一位醫術極高、幽默，又極富愛心與耐心的好醫師。當然更珍惜出院之後能有這個機緣跟著曾老師學習氣功，內心非常感激曾老師願意不辭辛勞地犧牲假日遠從新竹開車來台北授課。我想為了自己身體的健康，除了生活上注意飲食及遵照醫師指示外，認真學習第 2 階段的 12 經脈課程，並在平日好好修煉，我深信身體會一日比一日好轉，也希望早日告別病痛，恢復健康。

## 學員　林淑霞

對身體尚稱健康且從未想練功習武的我來說，能接觸「無極養生氣功」，實為因緣際會！話說當年因負責的專案計畫甚多，在自我要求高與上司倚重下，工作非常繁忙，經常須要熬夜加班，壓力巨大，身心俱疲，在極想放空與養生的狀況下，恰巧，曾老師乍到工研院開班教授「無極養生氣功」課程，在時間與工作可以配合下，便參與課程，展開「無極養生氣功」的修煉之路。

「無極養生氣功」是一套非常簡單易學的功法，即使是不瞭解經脈穴道的人，也能修煉。對我而言，每堂課依序曾老師的課程修練，並沒有任何困難，進展非常的順利。曾老師是一位溫文儒雅、平易近人的修行者，對學員問的問題，總是盡其所能的回答。對氣功領域，我是好奇寶寶，凡是不瞭解的事情，我總是想弄清楚，所以在課堂上，我的問題最多，而曾老師也都盡其所能的回答我，通常是知無不言，言無不盡，傾囊相授。曾老師真的是一位傳道、授業、解惑的好老師！

在修煉的過程中，我覺得壓力有獲得紓解，而且熬夜時，身體也不似以往容易疲累。在每週上一堂課的進度下，我大約五個月就打通全身經脈。打通全身經脈後，每次練功，頭皮會發麻，氣感很強。現在每個人看到我，都覺得我看起來既年輕又漂亮，氣色很好！當然我不能說自己看起來年輕又漂亮 ^-^，但氣色與精神變好是絕對的！而且感冒的頻率與鼻子過敏的頻率都降低了！能有機緣修得「無極養生氣功」，真的很幸運！

曾老師曾在課堂上告訴我們，日後若有餘力會將部分學費做為慈善用途！例如捐給弱勢家庭兒童做營養午餐餐費等。我想，老師必定是位快樂的修行者，因為他有善心及善念，不僅花費畢生精力學習各門各派氣功之精華並苦心研究，將其修煉功法簡單化及系統化，創建「無極養生氣功」，並大力推廣，毫無保留的將其成果與心得分享傳授給學員，幫助學員能以最有效、最科學及簡單易學的方式，循序漸進打通任督二脈與十二經脈，協助很多學員袪除疾病，恢復身體健康，而且將來還要做慈善事業，幫助更多需要幫助的人，其善念真不由得令人肅然起敬！

當生命對他人是有意義時，不僅能過得快樂，也不枉此生！我的座右銘：「享受付出的快樂，並在為人創造喜悅的同時，豐富自己的人生。」所以我也要當一位快樂的修行者，除了繼續修煉「無極養生氣功」外，同時傳承師業，擔任「無極養生氣功」講師，協助曾老師推廣健康的志業，將氣功推廣至每一個需要健康的角落，讓大家都能修煉這套能為大家帶來健康的功法。

## 學員　邱忠輝

＊為何想學氣功？

我今年 42 歲。長期以來，晚上睡著後，像有失溫的感覺。房間溫度雖然是 26 度，還需蓋 2 條棉被，半夜還是會冷醒。早上起床後喉嚨不舒服及頭痛，精神不濟。此問題困擾我已有 7～8 年之久。

為改善睡眠品質，寢具用品的棉被也從一般平價換到 4000 元的羊毛被、蠶絲被、5000 元的鴨毛被（70%鴨絨、30%鴨毛）到 9000 元的鵝絨被（95%鵝絨、5%鵝毛）。枕頭也換了一個 3000 元的羽絨枕。最後買了電暖器、電毯，床墊換了一個 2 萬塊的，只為求一個好眠。其中也看了長期的中醫，但前述問題都不見改善。最後腦筋動到氣功上。

＊找尋氣功入門過程？

雖然有想學氣功的想法，但可信任氣功的相關資訊也不容易取得。何處可找可信任的氣功師父呢？這個問題對我來說是一大難題。身邊也沒有可提供氣功相關入門的朋友。網路上的資訊哪些是可靠的、可信的？到處都是問號？在這麼多的問號中，還有一大問題就是氣功學費出奇的昂貴。在無法確定其可信度，也不會貿然付大筆學費學氣功。

2 年前（約 2005 年 7 月），在一偶然機緣，看到公司櫃檯放了一疊新竹市社教館各類研習活動招生簡章。其中居然有「無極養生氣功」36 小時的課程。授課老師曾廣中老師，上課費用相當漂亮。心想即使無效也沒多大損失，抱著姑且一試的心理，就這樣進到氣功奇妙的領域。從想學氣功到入門的時間，竟然花費我 2 年時間。

＊學習過程及自身感覺？

曾老師用其 20 年的氣功修煉的經驗，化繁為簡的方法，使我這種初次接觸氣功領域的學員，在短短 1～2 個月的時間就能有些許「氣」的感覺在體內。畢竟氣這種東西對未接觸氣功的人來說「氣」是看不到、摸不著、感覺不到的東西。但當時我感覺到了。在學習初期，雖然沒有立即的改善我的問題。但身體確實有一些以前所未有過的感覺。非修煉時，腳踝及小腿的位置不定時有溫熱感，身體內不特定位置有彈跳的感覺。修煉時（僅做吐納），環境溫度約 26 度。練了 10 幾分鐘後，居然會流汗。身體在肚子的位置也有溫熱的感覺。這些感覺對我來說前所未有，只能說太神奇了。在社教館學習了一段時間，在課程還未結束前，已達一定程度，曾老師就繼續傳授我下一階段的修煉；12 經脈。其間也看了一小段時間的中醫，在此相輔相成的情況下，宿疾也漸漸改善。

＊無止盡的氣功世界

學習氣功與學習任何事物一樣，皆須持之以恆。氣功修煉也是無止盡的。學習到現在，身體健康、精神飽滿及心理的平和對我來說就是我最大收穫。

感謝曾老師!!!

**學員　吳久明**

我是吳久明，現年 47 歲，住竹北市，曾廣中老師和我在七年前是軍中的同事，也是我的長官，於 96 年 9 月份同時獲選新竹市優秀榮民，在表揚大會中見面，真是千載難逢的「機緣」。閒談中我才知道他在新竹市社教館及工研院、科學園區教授氣功。曾老師跟我分享學習無極養生氣功益處功效：可以改善體質，增強免疫力，進而延年益壽……等，也當場示範氣功給我看，確實讓我大開眼界。

我練了鄭式太極拳三十七式多年，卻也沒有感受到任督二脈打通了沒。曾老師鼓勵我跟他學無極養生氣功，還說：「可以和太極拳內外雙修，將來功力會更強，說不定在我之上呢！」曾老師真誠的一番話，打動了我的心。於是在 96 年 10 月份我開始學習無極養生氣功，在學習的過程中，一開始雖然感覺不出什麼效果，但我每天按照老師所教的方法，很規律性的練習 30 分鐘以上，不到 20 天的時間就已經感到精神非常的好，而且練功時會感到肚臍一帶很溫熱，腰腿很輕柔，眼睛和皮膚也變得更有神采光潤，更重要的任、督二脈也打通了。

目前正在學習十二經絡，現在打太極拳感覺內勁更加十足了，這些功效真的讓我非常興奮。曾老師的鼓勵加上毫不保留的傳授氣功，學生在此深深的由衷感激，我一定會認真的學，努力的推廣，來幫助更多需要健康的人，把養生氣功發揚光大。

### 學員　段渺仙

去年十月開始，參加曾廣中老師所教導的無極養生氣功，這是因為一位同事妹妹罹癌，特別開的小班，雖然只有四人上課，但老師一樣認真教學。

初級班三個月結束，進入十二經脈的進階班，目前只上到第五次，通了五個經脈，沒什麼大的體驗，不過身心方面還是有一些經由練功得到的變化。

腎臟是控制血壓的器官，自從腎功能喪失後，原本正常的血壓一下子飆到 200 左右，吃一大堆降血壓的藥，也只能保持 170 左右，心跳每天 100 下，躺下來都可以聽到心跳聲。主治大夫只能在藥物上加減，然後告誡：「血壓要保持正常喔！」「心跳快沒關係，是貧血所致。」最近一個晚上睡前量一量，卻相當正常，在我主動減掉部分降血壓的藥後，仍然可以保持 120、70、80，看起來不錯吧！

無極養生氣功和其他曾經練過的氣功不一樣，是屬於靜態功，練功時不限場地、姿勢，坐著、躺著、站著都可以練氣。我並沒有特別規定自己練功時間，但坐公車時，看電視時，甚至於處理簡單的公事時我都可以練功。

同時，練功亦練靜坐，呼吸配合佛號，很容易靜坐上半個小時、一個小時，否則我腰酸背痛怎麼也坐不住。練功還可以調心，沈靜我們的心靈，增加定力，這真是一門值得練習的好功法，尤其適合中老人來練習。

**學員　張文祥**

本人張文祥任職於工研院，或許是從小武俠小說看太多，因此一直對氣功有著濃厚的興趣，但一直苦無學習之門，雖然坊間有許多練習氣功的單位，不過始終抱持著不確定感，在去年偶然機會中得知在院內有開氣功的課程，在時間上也剛好能配合，因此，便抱著嚐試的心態報名參加。

在曾老師的教導下開始踏入氣功這個領域裡，由一開始任督二脈一直到十二經脈，一路下來每天平均花10幾20分練習，在過程中慢慢察覺練功過程中體內似乎有些不同的感覺，而這感覺也隨著學習氣功時間的增加，而有愈來愈明顯的感覺，也感覺身體比之前來的健康，身體免疫系統的抵抗力也比之前來的好。在學習過程中完全不需要去了解穴道經脈，曾老師用他獨到的方法讓我們很容易很簡單的去學會氣功，整個練習過程不強調苦練，也不需要記憶複雜的穴道與經脈，在瞭解呼吸、氣路和意念後，即能輕易記住，在掌握住原理原則後，知其所以然，便能輕鬆的學會。

學習氣功可以養生、保健，可以強身、護身，亦可以輔助心靈的修持。學習者可視自己的身心狀況及需求選擇修習的方向。另外，當基礎打好後，習者能將功法融入日常生活中，即不用每天特別找時間、場地練習、最不受時空限制、最方便安全、又最全面完整的養生及強身方式。

## 學員　張致吉　工研院　材化所

我是一個從不 K 武俠小說的人，對於任何氣功內容或武俠小說中所謂的武功專有名詞當然是沒什麼概念囉。然而，也許是因緣際會，也許是鬼使神差，讓從來對於自己興趣之外的社團活動招生也不太關心的我，那天卻打開招生檔案多瞄了一眼，就這樣踏進氣功教室跟大夥一起學起氣功來。

剛開始老公還故意用武俠小說的語句調侃我，但我還是靜靜的在教室專心體驗老師所教的氣功動作，甚至幾乎很少大聲發問問題，深怕被取笑自己不進入狀況，而我也會將每週所學到的氣感跟老公反應，漸漸的他不再調侃，反而要我帶著兒子趁著放暑假一起練氣功，母子倆一起畢業。

因為是過敏體質，小時候只要天氣一轉變，尤其是春秋轉換之際，氣喘就會發作，喘的時候幾乎很難入睡，加上鼻子對溫度也過敏，冬天不是打噴嚏、流鼻水，就是嚴重的鼻塞，每天都是鼻音很重，到了青春期又還有偏頭痛的問題，除了課業的壓力外，求學的過程一直沒能像其他同伴一樣，盡情享受青春年代的瘋狂。我兒子小時後跟我也有些相似，但不至於比我嚴重。

自從打通十二經脈後，我與兒子過敏的現象皆逐漸改善；學成後的第一個冬季，我的體質有很明顯的不一樣，不但不再有過敏現象，連手腳冰冷的現象都可以藉自己在被窩裡運作大小周天而迅速暖和起來；另有一次要出國出差，因趕著出門，搬行李時一不小心閃到腰，正擔心往後幾天的任務不知如何完成，同事提醒我：「你不是練過氣功嗎？」當下就坐在車裡運氣、調氣，沒想到到了機場下車時居然恢復近八成，自此我對氣功更加有信心。我的偏頭痛問題改善的情況較緩慢，但是學成之後，每次發作疼痛時間也的確有顯著的逐次遞減（從 72 小時遞減到 12 小時或更少，視當時的壓力而定），疼痛的程度也越來越減輕，對於自己偏頭痛的改善還在努力與期盼中。最近流行性感冒正在蔓延，我們家有明顯對比的現象：沒練過氣功的大兒子先發難，接著是老公，再來是練過氣功的小兒子，不過他恢復的很快，而我自己除了提高警覺之外，當然是加強防護了，到目前為止仍相安無事，也許是氣功的鍛鍊有差吧。

大學時代我接觸過太極扇與太極劍的課，發現兩堂課上完見到鏡子面前的自己氣色粉嫩，那時有種直覺：認為太極或氣功這類的運動應該是較適合自己調養身體的，很可惜卻只有一學期的接觸而已。物換星移，多年後能與氣功結緣，算是老天賜給我最佳的禮物，我也很樂意跟大家分享我這一年來的小小心得。

## 學員　陳俊凱

相信很多五、六年級生和我一樣，在求學階段非常喜歡看金庸武俠小說，常常幻想自己是書中那些武功高強的武林高手，鋤強扶弱，懲奸罰惡。綜觀那些所謂要練成高手的先決條件就是打通任督二脈及勤奮練習。

長大後這個青少年時期的夢想仍深植在心中沒改變，只是一直沒有辦法實踐。雖然知道坊間有許多氣功門派宣稱可以打通任督二脈，但學費動輒數萬元，豈是我這個小小上班族可以負擔的起；加上工作的關係，每天下班回來吃飯、盥洗完再休息一下就差不多要睡了，那來的時間練功。所以在我之前的觀念，練功對我言是那些「有錢又有閒」的人才辦得到。甚至假如你有錢有閒可以練，可能也要練個三、五年才可打通任督二脈。

自從接觸到曾老師的「無極養生氣功」後，發現老師不僅綜合自已二十多年來所學的眾多門派練功經驗，更把這些經驗融會貫通，化繁為簡，自創成一套人人都可以在短時間學會的「無極養生氣功」。

坦白說，當初學「無極養生氣功」無非是為了完成兒時夢想（因為學費超便宜，所以抱著被騙就算了的心態報名的），但學習後，發現課程不僅淺顯易懂每個人都會，而且只要每天花我三十分鐘至一小時練功就可以了；現在夢想不但實現了，更有一個額外的收穫，那就是我的免疫系統功能變強了。自從出社會後，為了三餐，每天除了工作，還是工作，很少去運動，整個人的免疫系統功能都下降，很容易感冒（只要周遭有人中，我就一定中），而且很怕冷；自從任、督二脈打通之後，不僅去年只有得到一次輕微的小感冒而已，而且冬天也不太怕冷（不過可能是功力不夠的關係，寒流來時還是會怕冷）。

現在的我，不再認為氣功是一門深奧的學問，對我而言，氣功已經是我生活的一部分，練氣功更已經成為日常的生活習慣。相信我能做到的，你也一樣可以做得到。

**學員　曹世杰**

接觸氣功真的是一個偶然的機緣，話說去年因為工作繁瑣加上身體健康每日愈下，平均兩三個月就要感冒一次。因為在辦公室的原因，只要別人感冒，我就會被傳染，加上氣喘、咳嗽與過敏，辦公室桌上總是有吃不完的藥，所以覺得是該改變的時候了，其實我一開始是接觸催眠，我也去上了正規催眠的課程，因為我想用催眠增強自我好習慣的意念（運動、不抽菸、飲食健康、睡得好……等），然後在催眠中，也接觸到了一些靈修方面的知識（靜坐、禪修、入定）也慢慢讓我對這方面產生很大的興趣，當然我也買了一推書籍來研究。

在一次機緣巧合之下，公司竟然開有關氣功的課程，又屬於靜功（這樣練習的時候較不會讓人認為我在起乩，而且也可以隨時隨地練習）最重要的是，課程強調簡單易學，不需要很久時間就會有一定的成效，外務繁重的我，決定試試看。

目前我已經上完基礎課程（大周天、小周天循環），我只有在睡覺前幾十分鐘與開車的時候想到練一下。現在也開始進入第二階段十二經脈課程，也不知道是自我想像還是真的有累積丹田之氣，練十二經脈的時候，感覺很明顯。意念到手指、指尖就微微的觸覺。

我從去年九月開始運動（游泳、重量訓練、跑步……），加上適當的飲食控制與氣功練習，我的體重減了十公斤，氣喘、咳嗽不藥而癒，最重要的是，我已經半年沒感冒了，看辦公室一堆人輪流生病，也讓我看到以前的我。

我想就如老師所說，練好氣功是對自己一輩子都受用的事情，但很多人常常一開始沒感覺就提早畢業，真是可惜，若是能夠持續，就能感受不同的人生！

p.s.現在有一個困擾，就是睡眠變少了，睡不到六個小時就會自動起來，我想這是練氣功者自己要想一下，減少睡眠以後，多出來的時間要做什麼？

## 學員　莊惟傑

初學氣功到現在大約半年的時間，這半年來，對我來說只能用「神奇」二個字形容，從剛開始抱著試試看、有點懷疑的態度，到現在每天很勤勞的至少固定練二個小時以上，並且對於這幾個月所學的方法及氣功的能量也堅信不疑。因為只有自己親身去感受它的效用以及氣感的存在，就能真正感受中國古老養身學的精華，以下我將簡述一下我的學習歷程。

氣通任督二脈

前二個月是學初級的任督二脈班，剛開始聽老師說初級班上完大約二個月的時間，十堂課左右就能打通任督二脈，直覺的想法就是有可能嗎？以一般聽到的都是以年為單位，快則二年，慢則到老時都還沒通。家母也在外面學過氣功，花了二年的時間，才氣通任督，我也跟著學了二個月左右，答案是沒感覺，後來也就放棄。事隔多年後，又讓我有機會再接觸一次氣功的機會，於是就照著曾老師的上課進度練，每天練的時間也不多，就半個小時，大約一個月開始有明顯的氣感，丹田會發熱，而且可以傳到手，二個月後我的氣已經可以通任督二脈，氣感也就是熱氣可以通過這二條脈，這是自已明顯的感覺到，不是靠老師說你通了，然後自己懷疑有嗎？或只是覺得有一點點的感覺，相反的，是很明顯的感覺到氣感。

重要的三成關鍵，將幫助你打通任督二脈

總結在初級班所學，其實七成是和一般練內功的人，也就是靠靜坐養氣去打通任督二脈的方法，是差不多的。不過教學內容的三成和其它一般的是不一樣的，而這三成是很重要的關鍵，這重要的三成，將幫助你打通任督二脈的功勞，至少有八成的幫助。因為家母有在其它氣功班上課，也跟過幾個老師，二個相比之下，讓我能了解其中的差異，對的方法將事半功倍，會讓你的學習速度，也就是學習曲線快很多，而且是倍數的成長，所以在此真的很感謝老師，讓我有這個緣分能學到這麼好的養身方法。

多年的腸胃問題得到改善

我在早年因為讀書考試及後來出社會工作壓力大，坐息時間不正常，所以腸胃消化一直不是很好，也曾胃潰瘍，近幾年排便時幾乎都是水狀或泥狀，看過中醫和西醫也吃了很久的藥都沒效，最後就不吃也不管了。後來練了氣功，用曾老師的教學方法打通任督二脈後，我更有信心的上了進階的課程，也就是十二經脈班，上十二經脈班時我就練的更勤勞，從半個小時提升到一天至少二個小時，隨著經脈一條條的打通，全身氣感也增加，每打通一條，練功時穴位的跳動數就增加，過程中我把消化器官的經脈、大腸經、小腸經、胃經、脾經全都練通的隔天早上，排便也變得正常，不再像以前是泥狀或水狀，目前已經三個月了，大部份都是正常的，我也覺得以前腸胃的疾病也好很多。學氣功的這段時間，精神和體力都好很多，剛開始在學氣功時，是很難有氣感的，也很容易使人半途而廢，所以一定要有信心，持續的練下去，一旦練成將會是終身受用的。

**學員　許嘉良　晶元光電研發中心　經理**

高中時代迷上金庸的武俠小說與電視劇，總幻想水上漂與一陽指的威力可以在現實生活中體現，大學時期開始一連串對於武術與氣功的鑽研，練過自然動功、人電學、客家硬氣功甚至曾經想學九九神功，然而感覺好像似懂非懂，師傅的教誨總是圍繞在『如人飲水、冷暖自知』，我想氣功大概不容易解釋吧！

工作之後除了報告還是報告，高腦力的消耗似乎較體力勞動耗損更形嚴重，經過八年左右的工作之後，身體開始在每年的健康檢查提出抗議，中西醫斷斷續續的診療，感覺只是隔靴搔癢、短暫抑制，經過朋友介紹也曾經做過昂貴的氣功治療，當下似乎有所感覺但結束之後又回到原點，我想氣功大概應該由內而外才能持久，所以決定參與氣功相關課程，因為朋友已經花了接近二十萬，進度到了打通中脈階段，就在要參加前夕到歐洲看展，回來後得知必須再等下一梯，又剛好發現新竹社教館也有類似的課程，費用竟然只有十分之一不到，當下覺得可能比較簡單所以費用較便宜吧！抱持著不需想太多姑且一試的心態參加了無極氣功的學習。

剛剛開始一如平常都是靠意識來調整氣的活動區域，基本上感覺並不是很強烈，反正就當作是運動，一天十五到三十分鐘，斷斷續續的練習也不知道是否真有效果，只是可以明顯發現比起之前身體不適較沒那麼頻繁，以往感冒通常都要看過兩次以上的醫生才會好轉，在打通任督二脈之後，雖然有感冒但都可以自己痊癒。在打通十二經脈之後，搭配飲食控制，在兩個月的時間體重從 84.5 公斤減到 75 公斤，而且不管吃再多，體重也可以輕易控制在 75+/−1 公斤。

曾老師的教學過程常常就像是閒話家常一般，也不需要花很多時間了解，簡單的動作卻似乎隱藏著時間淬煉出的經驗法則，我覺得是像我這樣懶惰的人，學習氣功的不二法門，在此也感謝曾老師用心的教誨與無私的傳授。

## 學員　陳亭秀

氣功是中國祖先傳承的文化珍寶，但是氣功對新鮮人而言，總是蒙上一股神祕的氣息。所謂的氣功治病，更深覺它的神奇和奧妙，但對我而言，似乎是遙不可及。

近年來學習氣功非常風行，因緣際會下，看到氣功研習的訊息，不求有所成，只想說久坐辦公室，身材日趨變形的我，或許可以藉此機會，運動一下。一開始，我沒有特別的氣感，前幾堂課敲丹下來，加上每天大概半小時的敲丹練氣的時間，我發現自己腸胃的功能變得更好之外，對於老師所言，在我心裡總是抱持一個大大的問號……。

但是漸漸的，緩慢一吸一吐之間，除了平息自己紊亂的呼吸外，也漸漸感受到氣的運行，奇妙感覺從放鬆、入靜、氣上手，一直到氣動，那是一種奧妙的感受。身體還算都正常的我，氣功時間也成了我每天省思的最佳時刻，身理上的保健之外，心理獲得的沉靜更是無與倫比。雖然對於老師所說的那些功效，似乎還似有若無，但是奇妙的是，一直以來，我常受失眠所惱，老師教大周天時，利用腳底把身體的穢氣排掉，果真讓我一覺好眠。除此之外，我一向疲勞就發作的左肩痛，似乎也不藥而癒。

老師常說能學氣功是一份機緣，很慶幸自己有機會能跟著老師這樣學習，老師除了教我們各種功法及內涵外，也無私地教我們其他養生之道，非常感謝老師能將畢生的心血，傳授給各方的有緣人。

## 學員　陳維妟

一直以來，我的個性，就屬於一板一眼，事事都必須事前規劃，不能隨意變動，還記得剛出社會時，雖年輕不懂事，但做任何事情，絕對一絲不苟，老闆還曾經誇過我認真的個性，可是卻又補了一句『不過似乎比我還嚴肅喔！』，我不懂這句話是誇獎呢？還是……！

婚後對於外子常常隨意更動行程，或需面臨許多的突發狀況，雖然都是日常小事卻讓我難以招架，而常常以淚洗面，結果外子就暱稱我「小媳婦」，常常都只能嘟嘴以對。

孩子落地後，更打破了我一板一眼的行事方式，孩子總是不按牌理出牌，讓我除了緊張、還是緊張，緊張孩子吃飽了沒、睡夠了嗎？該趴哪一邊睡好、頭形會不會歪了一邊啊？……天啊！連作夢都夢自己粗心地忘了餵孩子喝牛奶，而餓著孩子了，還嚇醒出了一身的冷汗，日復一日，可想而知，我的身體不久就出現了警訊，剛開始的時候，只是覺得自己脾氣暴躁，常常一發不可收拾，即使一件小事，只要發了脾氣就如爆發了的火山……，再者，看到自殺或可憐、窮苦家庭接二連三發生事端的新聞時，便感同身受，傷心到不可遏制，到後來連電視都不敢看了，不久……手開始抖，抖到不能拿筆寫字，拿不穩筷子，除了這些都不覺得有什麼其它不舒服，喔！對了，還有精神特好的呢！

外子發現我的狀況有異，拉著我去做檢查，哪知不檢查還好，一檢查，醫生說我得了甲狀腺機能亢進，有生命危險，要馬上住院治療。真嚇人耶!!不知道是心理作用還是怎麼的，住院後才發現，自己真的很虛弱，外子除了上班還得照顧在醫院的我，而我一心掛念的孩子，只能託付婆婆照顧，更是讓我難以在醫院專心養病，好不容易出院後，除了遵照醫生指示乖乖吃藥，也在一位朋友的推薦下開始和曾老師學氣功，曾老師人很親切、有禮，讓人很容易信任，在他的指導下，我竟然很快的打通任督二脈和十二經脈（真是很神奇的感覺），不僅如此，我發現慢慢地我的心跳不跳那麼快了，手也不容易抖了，更神奇的事，連外子都說：咦，你個性似乎有些改變喔！

才發現自己除了身體健康了，連性情也改變了，嚴肅、一板一眼的個性、急性子等等…，似乎都消失了，而家裡的笑聲也變多了，居然～我也有了幽默的一面，回想這一切，真是萬分感動，這份幸福得來的真是不容易啊！

感謝有這個機緣，也感謝曾老師這份寬大的心，不吝於把所有的一切交給我們，千金難買健康、幸福!!希望曾老師能繼續秉持這樣的信念，教導更多的學生，也希望能有更多機緣造福更多需要幫助的人!!

**學員　彭聖墻**

很榮幸在這裡分享個人的氣功練習心得。在軍中服役時認識曾老師到今，已有非常久的一段時間，非常幸運有機緣能跟隨老師學習無極養生氣功。自己知道對凡事認真的個性，常給自己帶來不小的壓力，身體雖然沒有出現大毛病，但是小毛病倒還真的不少，有如偏頭痛、氣管不好、腸胃消化、精神體力等等。隨著任督二脈和十二經脈的練成之後，很快的讓這些壓力造成的慢性病症一一的獲得改善。特別在此心得中對曾老師獻上最深的感謝！

因為工作、家庭和學業多重的角色都在肩上，擔心在職場上跟不上大家的腳步，所以在白天工作，下班後再趕著到學校上課，每天都得在半夜後才能上床休息，日復一日過著如此的生活，常常感覺到身體疲憊不堪，隨之而來的就是發現身體上的病痛愈來愈多。

偏頭痛就是最明顯的例子，經常的熬夜及壓力累積，頭部兩側和眉心會整天作痛，無法好好專心上班工作，一直苦撐著到下班後洗完澡，提早上床睡覺休息後，隔天才會感覺舒服些，有時隔天的症狀都不見得舒緩；練習氣功後，這個問題一次一次的減輕，目前幾乎沒有再發生。

從小氣管方面不好，自己記得常感冒看醫生，長大後一年到頭季節變化時也會重感冒一、兩次，給醫生看完吃感冒藥只是減輕感冒症狀縮短病程，後來發現氣功的功效，比起醫藥更具有效果，原本流鼻水、喉嚨痛、咳嗽及四肢酸痛的病程由一週縮短成大約三天就完全痊癒，再隨著練習氣功的時間愈久，對近來劇烈的氣候變化也不再有感冒發生，特別的是身體也變得比較不怕冷，可以不用穿著厚重的外套。

腸胃方面也不理想，還得過胃潰瘍，在練習氣功進階班十二經脈的胃經時，就可感覺它的疼痛，老師說這是氣血通過胃部時在進行治療，會有疼痛的感受，但是絕對不會比胃病發作時還難受，果不其然，經過一次、次感覺它在好轉不再疼痛，腸胃變好後它的吸收好像也變好了，體重也增加在 5kg 左右，已往都是太瘦 167cm 只有 58、59kg，現在是 64kg 在標準體重範圍的高標，體脂肪是 23%完全符合標準身材，自己也覺得長了一些肉，照鏡子看到自己不再是只有瘦到只剩骨頭，這個體重增到 64kg 後，身體像是知道這是最理想的體重，就維持了這個體重沒有一直無限制的胖下去，真是神奇。

老師上課時也談過中國醫藥學院做過氣功方面的研究，果然在每年的健檢報告上的紅血球數（RBC）和嗜伊紅性白血球數（Eosin）中就得到印證。

下面表列了氣功練習大幅增加後最近一次檢驗值及前三年的數值進行比較：（檢驗單位：新竹東元綜合醫院，桃園大明醫院）

| 檢驗值／年 | 前三年 | 前二年 | 前一年 | 最近一年 |
|---|---|---|---|---|
| 紅血球數（RBC）<br>男性：4.5−5.9★$10^6$/μl | 5.6 | 5.59 | 5.47 | 5.96 |
| 嗜伊紅性白血球數(Eosin)<br>男性：0−6% | 4.5 | 未驗 | 未驗 | 7.5 |

以上列表可明顯觀察到這兩個數值超出標準範圍的高標值。

除了以上所贅述的種種身體方面的變化之外，尚且還有很多的改變，如傷口的癒合快速、瘀青瘀血自動消散、劇烈運動後不易肌肉酸痛、容易入睡、體力變佳、精神回復快速、視力改善……等等，無法在此一一細說，由於身體的好轉和精神體力充沛，讓心境也變得開朗很多。身體潛在的毛病都不用再靠藥石，這些都是在練習無極養生氣功之前所始料未及。

當初開始練習氣功時，要想像發光發熱的火球在丹田裡順時鐘的繞行，耐著性子練習後，隨著次數和時間的增加，竟然感覺在丹田裡有股氣隨著意念在轉動，剛開始好像轉了一半會卡住，老師更要我勤練，之後果然愈繞愈順暢，一運起氣後在穴位都可感到溫溫熱熱的暖流源源不斷的產生，練習十二經脈的膽經，也如老師預期的在身體裡產生了氣動的感覺，接下來不管身體或手足碰到物體上，接觸的部位都可以感受到脈搏在跳動，從來都不曾有這樣的感覺，繼續不斷的練習，這時手心腳掌一直不斷的感到熱血沸騰，有如萬隻螞蟻在手心腳掌鑽動，又好像是不斷有電流在刺激著又麻又癢，老師指出這是血脈暢通的最佳顯示。由意念導引著氣的運行，可以馬上到手或到身體的某個部位，真正的叫做「意到氣到」。

在此也分享小小心得給後進，老師說過練習氣功要掌握的就是控制住氣，將呼吸調整成「深、慢、細、長」，由呼吸控制來將體內的氣和意念結合，吸吐隨著時間一秒一秒的加長，剛開始可以由吸吐各 10 秒增加到 2～30 秒，到了 40 秒就成為比較困難突破點，這時就要更加專注於呼吸上，意念放在丹田和印堂穴，彷彿將身體的重心放在丹田，開始吸氣，丹田好像變成一個小小吸塵器一樣，氣很自然不斷地一直由印堂進入到了丹田，由此不斷的練習後，吸吐間的時間就可以更加進步，氣功的功力就可不斷的增強，進而進入更高的氣功層次。

現在每天把氣功當成不可缺少的一項功課，就像是運動一樣，也不再受限於時、地、物，只要一坐下來就可以開始練起功來，專注一心的呼吸調息，原來呼吸是一件多麼愉快的事情。隨著功力慢慢的增加，深慢細長的拉長呼吸，注意力就愈加專心，心中雜念也愈來愈少，壓力也釋放了，練完功後神清氣爽，好不快活！

感謝老師能將中國老祖先傳下來這麼好的氣功傳授給我們，讓我受益無窮，使今日之我宛如新生。謹此深深獻上最高之敬意，也祝福老師助人為善之弘願能更加發揚光大。

## 學員　曾志豪

認識曾老師的機緣是源自於內人去社教館上氣功課，因為她的學習，引發了我對於氣功的好奇心，進而我也跟隨著老師學習氣功。

開始學習不久後，在練習時，覺得在膻中穴到丹田之間好像有一股熱熱的小球在身體裡面遊走，也可以感覺到手掌心裡面好像也有一個像彈珠般大小熱熱的小球在裡面。在練任督二脈的期間，當我練到哪個穴道時，體內熱熱的小球也會跟著遊走到那個穴位，不禁讓我納悶，這到底是什麼東西在我身體裡面？難道這就是所謂的「氣」?!這個感覺令我驚訝不已，讓我對於氣功的奧秘就更加好奇了。

在任督二脈打通後沒多久，我因工作關係，到日本出差幾天，由於工作壓力的關係，在飯店晚上一直都睡不好，早上起床後自然是精神不佳，但是又擔心等會開會時無法專心，於是利用了空檔，專心的練 10 幾分鐘的氣功，沒想到效果真是神速，一整天下來，我都可以精神奕奕的面對我的工作，真的很難想像我早上還是精神萎靡的狀態，卻可以在短時間內改善這麼多。

在學習打通十二經脈的期間，身體的感受越來越多，也越來越奇妙，常常在練習氣功的過程中，可以感受到血液在全身流動的感覺，甚至有時感覺這流動的力量似乎大到可以晃動我的整個身體。

由於我的工作是整天在跟電腦程式奮戰，所以我自認為我的思考應該是非常邏輯且科學性的，但是氣功這個東西，我實在是無法用很邏輯的觀念來描述它，然而在我的身體裡面卻真真實實感受到它的存在，讓我自己不得不佩服氣功的奧妙。

跟著老師學習的過程裡，也深深的感受到老師對氣功的熱情以及無私的教導，讓我下定決心要好好的學習，並且探索氣功奧秘的世界。

### 學員　曾明漢

過去我對氣功的認知都是在武俠小說及電視、電影裡，倚天屠龍記裡的九陰真經、九陽神功，東方不敗的吸星大法……，被演員奇特的特效招式及小說中對武功流暢的言詞吸引，看完後與朋友同學打鬧一場，事後總是累翻了，覺得是虛幻一場。

對於氣功一直都抱著懷疑的態度，心想：「真的有效嗎？」。十多年前也想學習，但聽到工材所同事在美國念書時，看到大陸籍同學練到走火入魔而發瘋，頓時打消念頭，對氣功再也提不起勁了。

這次在材化所內同仁推薦下，目前已經學習三個月左右，平常並沒有刻意花很多時間練功，成效如下：

1. 肩膀、脖子不再僵硬，以往常常需要看中醫吃些柔軟筋骨的中藥。

2. 過去中午都需要睡午覺，要不然就得喝茶或咖啡提神，現在中午就算不休息，下午也不容易出現昏昏欲睡的狀況，平常也比較不會感到疲倦。

3. 四、五年來排便會像拉肚子一樣水份很多，目前回復正常。

希望未來也能治癒我使用電腦後扁桃腺腫脹的問題！

跟著曾老師學習氣功及寫這篇文章，不只是為無極養生氣功做見證，更是為自己的健康做長遠的打算。不希望把身體搞壞了，才到醫院找醫生治療，倚靠健保及醫療保險度過。

## 學員 曾馨毅

他開口氣功，閉口氣功，作夢也是氣功，身為姐姐的我，始終無法將「氣功」這二個字擠進我這個邏輯腦袋，更何況是二十出頭的鐵齒年齡，真的是不能怪我不相信耶！實在是我看不到，摸不到，太不具體了，總要有一點什麼的……，能讓我用不同的角度去思考，我才能夠接受啊！

十多年前，有次和他閒聊中（唉！又是氣功，他又來了，自從他研究出打通經脈的方法後，逢人就問：要不要學氣功，馬上教你，很快就可以學會喔！），我突發奇想（這會兒換我來主動開口說氣功囉！），給他出難題，考他囉！就說：「如果你能證明，我馬上學。」，他知道我說話從不黃牛，冷靜沈著地露出笑容，自信滿滿地寫在他的臉上，（居然毫無猶豫狀，這會兒好像不好玩了耶！自己居下風？）一會兒，他說馬上秀給你看。昏倒！「氣」，還能秀？自己的知識太差？「氣」，啥時能秀了呢？

看著他伸出手，口中說著：「看清楚喔！省得等一下說是假的，決不作假喔！」哇！我有沒看錯啊，這麼近，應該不用戴眼鏡就很清楚了吧！他的手……變長了耶！自此，我邁開探索氣功的步伐。

練功已是生活的一部分，除了已養成隨時（散步、看電視、看電腦網路新聞……）練功的習慣外，每晚睡前會刻意練一小時，之前，未真正思考過氣功給我的改變，就這樣看來，好像除了開口說話及做花腦力工作時不能練以外，我把時間利用得不錯喔！咦，我好用心，可以犒賞自己去吃頓大餐了。

就身體改變的部分，因為原本身體沒大問題，就一些頭痛、背痛、腰酸小毛病，練功後沒再發生，這就讓我非常喜悅了，因為頭痛不是病，痛起來真要命，我又不吃止痛藥，所以要忍好幾天才會好，為了舒緩腰痛、背痛買的按摩椅，變成休閒看書椅了，未曾再使用；另外，我不規則的月事，也變得如期報到了。

喔！還有一個神奇，就是辦公室裡感冒病毒一堆時，偶爾會有點怪感（如：喉嚨感覺怪怪的……），但是隔天就會完全沒事，不會有感冒症狀；有一次超強病毒大流行，知道自己發燒了，但奇怪的是，精神依然很好，神采奕奕，照樣工作，沒有不舒服的感覺，而且幾小時後就完全沒事了。

另外，我的外表看起來比實際歲數年輕，除了膚質不錯外，身材也沒走樣，仍為二十歲體型，朋友說我身材維持得真好，常問：「你是怎麼保養？怎麼維持？怎麼做到的啊！」天知道，我根本沒有關心過「維持體型」這檔子事，就自然一直是標準範圍囉！長期下來，我相信自己代謝很好，這也是練氣功的好處。

氣功的神奇奧秘，因每人體質不同，身體狀況不同，氣感不同，而各有所感，需要親身歷練才能體會；依多年與氣功練習者的互動瞭解接觸，氣功對一般身體狀況尚屬健康者而言，具良好防禦功效，有練的人不容易生病，無論大病小病皆少有聽聞，對一般身體狀況欠佳的人而言，除了抗體增加較不易再生病外，還可以調整及修復身體器官，當然這部分就無法速成，需要些時間了。另外，氣功對調整內分泌的功效很好，自己就是個例子。

其實，許多疾病是由內分泌失調而引起，再經過一段時間腐蝕健康，讓身體器官功能下降，等到身體發出警訊時，往往都已病症嚴重。許多人在不知不覺中忽視自己的身體保健，是我的人生感觸，期望身邊所有的人都很健康，有智慧的對身體做最好的養生選擇，在還健康時就先採取預防的行動。

### 學員　許麗純

曾聽說練氣功對身體有許許多多的好處，一直覺得好奇也頗有興趣，但始終沒有機會接觸。就在去年，從高中開始就一直跟我很要好的一位同學，不知道是不是因為生活壓力太大的關係，不幸得了淋巴癌，在台大醫院經過半年多的治療，總算控制住病情。出院之後，她哥哥建議她能去學習氣功，一方面徹底改善體質，另一方面也希望能更有效地避免復發，於是同學找上了我，希望我能陪她去練。

由於對氣功不甚了解，所以，提出了許許多多的疑問。同學的哥哥說，自從他練了氣功以後，變得不太怕冷，而且因為妹妹剛開始治療，狀況時好時壞，很不穩定，常需要住院，他得經常進出病房或急診室照顧她，但都未有任何不適，甚至連感冒也都沒被傳染，他說由於醫院充滿了病氣，他在回家的路上，就利用時間練功將濁氣慢慢排出，也因為他的說法及用心，更增加了我對氣功的好奇，所以決定一探究竟，陪同學一起跟著曾老師學習。

之前可能是因為自己的氣血循環較不好，老是落枕及扭到脖子，加上證券公司營業員的工作壓力大，經常肩、頸酸痛。下班之後，為了除痛，成了推拿師父的常客，然而那短時間的推拿，可以說治標不治本，成效有限，更別說根治了。但是說也奇怪，自從學習氣功二個月，任、督二脈通了之後，身體狀況有了非常明顯的改善，肩、頸酸痛的毛病不見了，連平常有的偏頭痛也消失了，讓我既驚又喜，從此再也不用去跟推拿師父報到了。更神奇的是，同學做完化療後，本來有點復發的跡象，癌指數一度升高到超過正常值的一倍以上，大家都非常的緊張及擔心，後來經由曾老師的指導，在她加強練習氣功之後，再去醫院驗血，醫生都嚇了一跳，對著她說：「這是妳的血液嗎？」因為檢查結果，癌指數遽降到正常範圍內了，真的很不可思議，當然也讓大家都鬆了一口氣。

現在我仍持續地每天練習，對氣功也從原本的半信半疑，變得更有信心了，而且身體變好之後，心情也跟著更輕鬆愉快，誠心介紹給有緣看到此篇心得的朋友，也希望大家的身體都能愈來愈健康。

**學員　黃馨穎**

短短的半年間，歷經了丈夫突然調離現職到外地工作，瞬間我必須面對毫無幫手的情況，除了工作外，並要照顧、接送兩個年幼的孩子，在完全沒有人緣、地緣關係的環境下，我幾乎傻了眼，無奈卻又無法逃避，不久之後便辭去了工作，配合丈夫工作的調動，又搬了兩次家，加上許多措手不及的事，如同電影情節般一一放映在我眼前，表面上我沉靜的接下這不斷拋出的變化球，像極了一個極其成熟理智的人（連自己都驚訝於自己的表現），殊不知其實這些事點點滴滴在我心裡彷彿投下了如廣島的那顆原子彈般的震撼，廣島在之後有多少可怕的後遺症呢？同樣的後遺症一點一滴慢慢地侵蝕我的心，而無法控制。

一切如風雨過後的寧靜生活，重新展開，把不愉快的一切，都拋在腦後，沒有人提起，而我也欺騙自己未曾發生過，然而，突然常常莫名的覺得心跳好快，和手會發抖，之後更是常常想哭，剛開始可以控制，到後來完全無法控制，就如同失去了全世界般的傷心、難過、痛哭失聲，難以想見的狀況，直到一次和先生發生了小小的口角後，便毫不猶豫的吞了大把的安眠藥，之後，我完全不記得到底發生了什麼事，只記得我好像曾經很激動的和醫生說了些什麼……，結果醫生判定我得了嚴重的憂鬱症，出院之後家人、朋友不間斷的關心，讓我非常感動，吃了醫生給的藥後，我確實不再情緒激動，但似乎也對任何事都毫無思緒，當我醒著看世界時，就彷彿看著一個果凍世界般……晃動 ~~~ 無趣 ~~

在我一生之中，最棒的事，就是結交了一些非常好的朋友，真心而誠懇，認識曾老師也是在朋友不斷的強力推薦下而發生的機緣，當初因為難以拒絕朋友的好意，抱著姑且一試的心態學「氣功」，剛開始練習時，心總是定不下來，心浮氣躁，常常上氣不接下氣，可是每每心情感覺浮動想哭時，就靜坐練功，說也奇怪，心情就整個平靜下來，直到現在不僅心情平穩，甚至連家人、朋友都感受到我與之前有明顯的不同，不管在精、氣、神各個方面都有顯著的改變，連不那麼熟悉的朋友，都會好奇的詢問我最近做了什麼？身心的感覺已完全不一樣了！大家聽到我的述說之後，都有著羨慕的眼神，我告訴他們曾老師意在推廣，所以學費超便宜，朋友得知我用少許的金錢即換得健康，大家都很羨慕。

記得曾老師一再的強調，學習氣功都是一種機緣，當機緣到了，自然就會得到路徑，否則再苦口婆心也無法能得此機緣。

對於這一切，真是感激在心頭，無法用言語表達，過去生病的那段不堪的日子，如同惡夢一般，若不是有此機緣，怎有今日的健康，這健康不僅僅是身體而已，還包含我的心、思維……。

最後祝福大家～希望大家都能有此機緣，得到健康、幸福

**學員　溫菊英**

我第一次接觸到氣功是在 2003 年的夏天，我常聽說氣功能治病，可是我對氣功並不瞭解，氣功對我來說是很遙遠的，更何況是打通任督二脈這麼艱難的功夫，對我來說那簡直是不可思議的事。但因內心非常嚮往與羨慕，於是和朋友一起去參加氣功班。參加課程將近一年半，從來都不曾間斷，可是一直都沒有氣上手的感覺，我想可能是我的資質不好、努力不夠吧！

直到三年前我參加社教館的無極養生功，在曾老師的帶領下，短短一期的時間全班十幾個人幾乎都能打通任督二脈，真的是很神奇。有人花了一輩子的時間都無法做到的，我們都做到了，這一切所有的功勞都是屬於我們偉大的老師，他集合各位氣功師的精髓，整合成最迅速有效的功法教授給我們，使我們學習更快速更有效率。

我在二十年前因一場意外，使的我尾椎斷裂歪曲無法久站，看遍中、西醫都沒什麼效果，必須靠護腰帶才能減緩腰部疼痛，但自從接觸氣功後，這腰痛的問題就

慢慢的痊癒了，從此擺脫腰酸背痛的煩惱，這是我當初學習氣功時所始料未及的。

現在我看到學弟妹們的時候，我都會告訴他們有心學氣功只要跟著老師便能事半功倍達成目標。以上我所親身經歷的，願與大家共同來分享。

### 學員　鐘震麒

這次欣聞曾老師要出書以介紹與推廣「無極養生氣功」，非常榮幸能藉此機會來談談自己修煉的心得。其實在一般人的印象與觀念中，氣功似乎是一項高深又難以想像的功法，包括我在內，很早就有想一探氣功的奧妙與功效的念頭，只是礙於要學習氣功所必須投入的時間、地點以及金錢，一直無法勇敢的接觸它；同時目前國內氣功的門派太多，實在令人難以選擇，這個也是讓我怯步的原因之一。而很幸運的經由公司內部網路張貼氣功社團募集學員的公告，有機會能認識曾老師，而與他一起探索氣功的功效，開啟個人修煉氣功之路，藉以揭開氣功的神秘面紗。

我個人想修煉氣功的想法很單純，因為個人一直有排便不正常的困擾，想要藉由氣功的修煉，看看能否改善這種狀況，記得當初剛從敲丹田開始修煉打通任督二脈，到第五堂課後，就感覺到在修煉過程中，身體會發熱、頭部會發汗。到打通任督二脈後，氣感也慢慢的增加，有時靜下來意念稍加集中一下，就感到能簡單的控制身體內氣的路徑，但是這時候雖然練完任督二脈，對於排便的改善並不明顯，當然這時候的我不免有點灰心與失望，會懷疑氣功是不是真能改善我的排便。但是心想這時候如果放棄不就太可惜，因此決定再繼續修煉十二經脈，後來在練到膽經的時候，氣功身體的五臟六腑的熱度更為明顯，同時感覺腸子的蠕動增加，自己所花費的努力，身體慢慢地也開始有所回報，這無形中增加了氣功修煉的信心。

所謂「師父引進門、修行看個人」，任何一項技藝的習得都要看自己對這門功夫的恆心與毅力，從每天不斷的練習持之以恆，身體才能有所感應，也才能變成自己的東西，別人怎麼說都是別人的東西，唯有自己親身體驗，才能體會其中的奧妙所在。而在個人整個修煉的過程中的感覺是，修煉時的意念要非常集中，否則雖然每天花費再多時間也是沒有用的。

曾老師苦心研究氣功二十餘年，因此，氣功對於其本身的影響是非常深刻的，而曾老師所創建的「無極養生氣功」最大的貢獻，在於老師把氣功的修煉方法，加以系統化與簡化，幫助學員以最有效、最簡單的方式，循序漸進打通任督二脈與十二經脈，使學員恢復身體的活力與增加免疫力，在此感謝曾老師的熱情，也期待他能造福更多有緣人。

**學員　蕭金椿　任職工研院　年齡58　女性**

身體氣虛（怕冷、怕吹風、夏天在辦公室裡又是戴帽子、又是外套擋冷氣）、全身筋絡僵硬疼痛、喉鎖住不順暢，手指退化性關節炎（關節變形、手指無力及疼痛）。

緣　起

96 年夏季，每星期三晚上 6:30 以後，辦公室旁的會議室，有一群人在上課，每每經過該會議室，腦袋瓜就想這群人在玩啥？

有一天碰到認得的學員，經交談下了解，他們是在練氣功，練打通任督二脈與十二經脈的功夫。也談及老師本身練氣功以後，睡眠減少、飲食減少、身體健康……等等，當下讓我十分心動，促其幫忙再開基礎班。

20 幾年來也曾陸陸續續向不同的人學習氣功，也許是體質的關係，皆未能有所收穫，如今聽到同事的陳述，加上本身身體機能嚴重退化，內心深處吶喊著：「這就是我現在需要的。」另外，我先生是在家居士，對練氣功亦曾有所接觸與堅持，但經我的陳述後，與我一起報名，也因有所得，所以，每次上課都上得非常開心。

心得分享（960919 開始上課）

當上完第三堂課的那一週，一天早上騎著機車前往上班時，突然發現我胸口不怕冷，平時即使是夏天，穿著雙層夾克騎機車，迎面而來的風會讓我胸口感到冷意，常常用手掌壓住胸口保暖，這才上第三堂課就已改善，之後又發現在辦公室可以不用戴帽子及穿太多衣服，全身筋絡僵硬及疼痛也有所改善，喉嚨也順暢許多，另因手指退化性關節炎，原本洗頭時手指無法抓頭

（手指沒力及疼痛），如今也沒這個困擾了。在課程尚未結束前，我的身體已在改善中，真是上天保佑，給我一個強身的機緣。

上課練氣過程中，也會因氣產生的感受及與學員互相交流下，覺得相當有趣，有人練到哪裡熱到哪裡，有人練到哪裡痛到哪裡，氣到手指，手指會變長……等等，趣味十足，而老師的方法不難，易練也易達到效果，他的方法我超喜歡，故逢到有緣人，常會忍不住口沫橫飛的推薦一番。如今我的一對兒女也成了我的同學，期待他們能好好練氣養身，我這老媽就可以減少操心了，祝有緣人吉祥如意。

**學員　鄭名宏**

去年五月開始跟曾老師學氣功，至今已十個月，從剛開始學習基礎的打通任督二脈，到接下來的十二經脈課程，在每個階段都有不同的體驗。

任督二脈階段初期就能氣上手，當時覺得非常新鮮也是第一次體驗到氣的感覺，之後慢慢練習使自己能量增強並且能使氣上腳，感覺腳底會熱麻，最後氣能通走督脈完成任督二脈循環，當氣能通達督脈時，先是長強穴有脹麻感，後來百會穴也有感覺，而且漸漸在任督二脈循環的路徑上也有麻的氣感。結束任督二脈的課程後，自己對氣功更有興趣，於是進而學習十二經脈，學習後當十二經脈一起循環時全身會熱，並且任督二脈循環的氣感從片狀能慢慢變細，感覺一條收斂的氣在走。

學習氣功後精神變比較好，且練習太極拳時能在吸氣時將氣沉入丹田，吐氣將氣運至手掌，增加自己血液的流動量，手掌會脹熱麻，氣感更強，加強新陳代謝，使自己身體更健康。所以，希望每個人都能學習氣功並持之以恆，讓身體更健康，也在忙碌的工作中讓自己有休息的時間，嘗試靜坐把思緒放空，片刻放下一切，我想得到的領悟會更多。最後感謝老師細心的教導，使學生能對氣功有所心得，獲益良多。

### 學員　賴美燕

一個偶然的機會，在貴人相助引導下，有機緣接觸、認識了『無極養生氣功』，對氣功既有印象，不外乎蹲馬步、招式等等。但是正式接觸『無極養生氣功』才知，非也！它是以意念導氣流竄於身體中經絡、五臟六腑，形成暖暖氣溫駐留體內，醞釀成一股氣團保護著全身，這感覺唯有親身經歷才能體會和感同身受。

跟著曾廣中老師一堂課、一堂課從基本步驟敲丹田開始練習，循序漸進打通任督二脈、十二經脈，練氣功之過程既新鮮又刺激，一堂課、一堂課印證老師所說的狀況，練到那，氣上那，體內承受那刺刺、麻麻、熱熱好似微微被觸電、又像空腹喝溫水時，一股暖流襲擊而下佈滿全身的感覺，很奇特、神奇、過癮，不曾有的感受，無法用言語形容之！

從練氣功至今，已半年之久，身體毛病的改變真是神奇，神奇到用不可思議來形容 30 年鼻子過敏舊疾，每每冬季時節，就會專程來拜訪走一遭，噴嚏無來由地哈啾、哈啾打不停，鼻涕在鼻子中滯留，感覺呼吸不順暢會窒息，今年第一波寒流來襲，過敏鼻子疼痛不適加劇變成紅鼻子，接著第二波寒流來襲，心想如何渡過啊？中心期盼著會有奇蹟出現嗎？真的！係真的！奇蹟出現了！我不再變成紅鼻子！

隨著年齡漸長，突然察覺落髮更加速，如何控制、遏止、減緩其速度，是當務之急！最近洗頭時，咦！排水孔頭髮不再密佈，少之又少，是錯覺嗎？睜大眼，看清楚！心想不會吧！經過多次觀察，真的！係真的！第二次奇蹟出現了！落髮改善了！

先生 15 年糖尿病，造成眼花、視茫，看不清！身體水腫似已發酵的圓圓麵團，過年時為了安全，還特別去配眼鏡戴，水腫問題靠藥物控制住，也想不出更好的對策。抱持著試試看的心態，教了先生無極養生氣功的功法 2 個月後，某日先生說：「我利尿劑沒持續使用，因為沒有水腫的不適困擾！身體不再似已發酵的圓圓麵團，沒戴眼鏡時，眼睛也不會霧裡看花了，現在已經看得很清楚、很清晰，我的血糖檢測數值為 124，已恢復正常，糖尿病竟然也好了，沒騙妳！」我疑惑？經過仔細觀察再確認，真的！係真的！第三次奇蹟出現了！先生體質轉變了！

以最最真誠的心，和有緣人分享，我個人及先生練『無極養生氣功』心得，真的益處多多，竭誠歡迎並邀請作伙來逗陣，相招來練功！練功啦！練功啦！

# 第六章

# 歷屆學員問題解答

## 1. 爲甚麼要吞津？

**答：**口水津液就是唾液，經醫學證實，唾液含有豐富的水分、粘蛋白、免疫球蛋白、氨基酸、尿素、尿酸、唾液淀粉酶、溶菌酶、酵素、維他命B、蛋白質、鉀、鈣以及澱粉酶等多種有益人體的成分，具有消炎、解毒、和幫助消化的作用。此外，還含有唾液腺激素，唾液腺激素是一種重要的內分泌激素，對全身代謝有很大的影響，尤其和衰老有密切的關係。

練習氣功時所產生的津液，與平常的津液不同，因為此時舌抵上顎所增加的津液，是經由氣轉化而成。練習氣功時吞津的反覆循環動作，能使肌膚光澤，增強抵抗力。

另外，「細嚼慢嚥」也是值得一提的養生之道，因為如果食物能在口腔中咀嚼三十秒以上，唾液所產生的過氧化酶等十三種酶，可消除食物中可能存在的亞硝酸鹽和黃麴毒素等微量致癌物質。

## 2. 任督二脈是眞通？還是意通（假通）？

**答：**要如何分辨任督二脈是真通，還只是意通（假通）？其實很容易，我常形容氣功能量就像水流，而人體經絡就像水道，水流量若不夠將水道打通30%以上，都只算意通，也就是假通，所以，想要達到任督二脈真正暢通，唯一不二法門只有不斷繼續修煉，才能將氣功能量不斷加強，經脈就能完全暢通！

### 3. 如何知道自己任、督二脈打通了沒有？

**答：**氣功能量就像水流，人體經絡就像水道，任督二脈打通者，會感覺從眉心印堂穴有一股能量，似水流般經會陰穴、長強穴，從身體背部回眉心印堂穴，如此生生不息的循環。

### 4. 任、督二脈打通後，要如何修煉？

**答：**任、督二脈屬奇經八脈中二脈，當打通後，日後練氣功，不用再拘限坐姿，任何姿勢皆可，只要意念到任督二脈任何穴道，氣就會到那，後續勤加修煉，預估一月內將打通奇經八脈剩餘六脈，三年內將打通體內十二經脈，至此全身二十經脈打通，意到氣就可到身體任何部位，繼續勤加修練，三花聚頂、五氣朝元等境界指日可待，內功修為終至大成。

### 5. 如何掌握練功時間？

**答：**現代工商社會，時間掌握成為不可或缺重要課題，有效掌握練功時間方法如下：

（1）可錄製與練功時間相同的錄音帶，音樂播放完，自然練功時間就完成了，但播放之音樂，宜選擇溫和且安定心靈的音樂。

（2）也可使用鬧鐘，但記得要放遠些，避免突然響起，嚇到自己。

### 6. 練氣功有什麼好處？

答：氣為血母，氣功可以隨意帶動身體內血液，加速體內之循環、新陳代謝，將人體所累積的各項有害物質排出，有害物質少了、沒了，身體各器官負擔減輕後，免疫功就能提升，而達到改善體質，常保身體健康，延年益壽等功效。

### 7. 氣功的種類到底有多少種？

答：大致區分為發散氣及內聚氣兩種，外丹功、自發功等是屬於發散氣，無極養生氣功為內聚氣，係將所吸進之能量儲存於下丹田處，並經由意念導引至全身各經脈，達到提升免疫功能改善體質、祛除疾病、延年益壽等功效。

### 8. 無極養生氣功修煉方式爲何？

答：無極養生氣功係本人將練功二十餘年經驗，將氣功修煉方式簡單化，以最科學、最有效的方式，教導學員練習，經教導的眾多學員，均於教學課程內打通任督二脈、全身經脈（含奇經八脈、十二經脈，總計二十經脈）。

### 9. 無極養生氣功授課的方式爲何？

答：無極養生氣功基礎班：採小班制，以最科學、最有效的方式，教導學員循序打通任督二脈。

無極養生氣功高級班：報名者須具備打通任督二脈，以十餘年教學經驗，以最簡單有效之方式，教導學員循序打通全身經脈。

## 10. 任督二脈及十二經脈修煉功效？

答：（1）任督二脈

任督二脈打通後，內功修為可謂小成，可二十四小時藉由呼吸將能量吸入儲存於丹田，功力可迅速增強，並經大、小周天循環時，將足底病理反射區所累積之尿結晶打散，達成身體健康之目的。

（2）十二經脈

十二經脈打通後，氣血有效導引至五臟六腑，可意到氣到身體任何部位，內功修為可謂大成，並可加速體內氣血循環，導出全身的新陳代謝，以達成改善體質、增強免疫功能、祛除疾病及延年益壽等目標。

（3）從中醫的觀點，四肢與五官是各種疾病顯現的部位，所有疾病都應歸之於五臟六腑，外表的症狀只是疾病的結果，然許多醫生都將注意力集中在症狀的消除，卻不把原因找出，就算一時消除了症狀，過一段時間，還是會復發的。例如：受了潮的牆，只在牆面塗上新漆，看起來像已修復，這只是治標，而將內部漏水的原因找出並加以解決，這才是治本。

因此任督二脈打通後，一定要繼續加緊修煉將十二經脈打通，進而將全身經脈打通，以達內功修為大成境界，這才能有效達成將身體各種疾病去除之目的。

## 11. 練不成氣功的比例有多少？

**答：**很多人開始練氣功，第一件事不是想著如何將氣功練好，而是想著自己會不會練不成！

這是最多學生問的問題，其實我教了數千位學生，年齡從八歲至八十歲，如我上課所講的，只要每天練十五分鐘，就一定會練得成氣功；絕沒有例外，簡單的說，練不練得成氣功，就在於有沒有恆心和毅力，練成氣功後，氣功就能伴你一生一世！守護著你的健康一生一世！

## 12. 氣功與運動如何分別？

**答：**氣功屬於體內運動，是運動的一種，與其他運動相較，最明顯的差異在於練氣功沒有場地、天氣及時間限制，是一種容易進行的運動，一般運動易受場地、天氣及時間等限制，較不易進行。氣功與一般運動皆為利用加速身體氣血循環原理，促進身體新陳代謝，達成提高人體免疫功能等功效。另外，氣功和一般運動，還有一個顯著的不同，氣功修煉者的氣功能量，會隨著修煉時日的增加，功力逐漸提升，體內按摩的功效會愈佳；其他運動則會因年齡愈大，體能下降而活動量變小，致難以持續，因此氣功是很好的運動選擇！

## 13. 如何分清需要與想要？

**答：**其實人需要的不多，想要的比較多，例如肚子餓了，你需要的只是粗茶淡飯填飽肚子，你想要的卻是山珍海味、名廚料理；例如出門，你需要的只是一個手提皮包，你想要的卻是名牌時尚皮包；例如你不需要兩輛車，五支手機，十個名牌皮包，數十雙皮鞋，數百件衣服、數千件收藏品，但你卻想要「多再更多」。為了「多再更多」，你必須汲汲營營於賺錢，投注全身精力追逐金錢。不難想見，你的一生將在不斷的忙、茫、盲中，走到盡頭！最後，忘了人之所以來到人世間的目的與意義，這是多麼令人惋惜的事！你要選擇什麼樣的人生，這是個人的自由意識，每個人都應當予以尊重。不過，你也可以選擇過著簡約的生活，那麼你將發現，你的時間會多一些，你的空間會大一些，心胸會寬一些，思慮會深一些，品格會好一些。古諺有云：「有容乃大，無欲則剛」，乃此一真諦。

也許有人會問，現代文明與物資豐富的社會，不可能住到山上過著簡約的生活，或只重視生活機能而不注重生活享受，這樣的人生平淡無奇，也毫無樂趣可言。不可諱言，我們不是聖人，適度的物質享受，也是美麗人生的點綴。然而奢華與儉樸間，這條界線該如何劃，這就考驗各位的智慧。界定後，就要如同太極的陰陽，設法讓它保持動態平衡吧！

### 14. 如何分清盡力與賣命？

**答：**教學這些年來看到甚多學員為了工作及事業，犧牲休息及睡眠時間，日夜加班，結果造成失去了健康，四、五十歲的年齡，已滿頭白髮，體能已是七、八十歲。什麼都有了，但獨缺健康，這樣的人生絕對是黑白的、遺憾的，凡事盡力就好，過度的賣命，輕者提早退休養病，重者命都沒了！

其實工作賺錢之餘，千萬記得多撥些時間給自己，做些真正有興趣及喜歡做的事，並把健康維持好，這樣的一生，才是彩色的，最起碼少了遺憾！

## 15. 練習氣功的重要觀念？

**答：**練習氣功就是將一般無意識的呼吸方式，以有意識的呼吸及動作姿態，導出全身的新陳代謝，進而加強體內的氣血循環，以達成改善體質、增強免疫功能、袪除疾病，進而達到延年益壽的目標。

譬如：體內缺氧時，會使人想打哈欠，而氣功練習者，隨著氣功的功力逐漸增強後，一般不會有此行為，因為氣功練習者的體內，經由練習氣功後，其細胞的帶氧量大量增加，所以，練氣功者，通常無打哈欠的情形。

練習氣功的重要觀念，呼吸時要保持深、慢、細、長及規律，而其意念要保持正面思考，因為正面思考，就會感覺自己愈來愈進步，而負面思考的人，往往會找相當多的理由，半途而廢。

## 16. 爲何會開始練氣功？

**答：**其實大多數人，剛開始會想練氣功的動力，大多是想改善並治癒身體病痛，我也不例外，一出生遺傳到過敏體質及地中海貧血，自小一起床或天氣一變，就打噴嚏、流鼻涕不停，不管我如何努力鍛鍊身體，及遍訪名醫，皆無法如願獲得解決，但自修煉氣功後，這些身體病痛，真的奇蹟般消失了！

這個因素也成為我現今努力推廣氣功最主要原因，每當看到學員練氣功後，身體變好了，真是開心的無法言喻！

無可避免，我剛練氣功時也曾好奇、存疑，且剛開始練時，練過甚多方法，皆無法打通任、督二脈，浪費了許多時間，現今氣功已成為我生活的一部分，也是我愛自己、家人、朋友及真誠的面對自己的最佳方法。當身體健康了，心靈淨化了，才有餘力去愛、去幫助其他人。

氣功其實非常簡單易學，可惜大多數人學會後，不願輕易傳授他人，造成大家誤解氣功，無法發揚光大，因此希望練成者，廣為宣傳，將好的國粹發揚光大，傳遞老祖宗的智慧。

## 17. 練功時丹田的轉圈的圈數，可否更改？

**答：**練功時丹田之轉圈數，係配合一般人呼吸吐納時間，經研究轉三圈為最佳，所以，練習時不宜任意更改轉圈數，以免成效不彰。

## 18. 練氣功時要如何掌握吐納時間？

**答：**掌握吐納的重點為深、慢、細、長有規律，吐納需相互配合，不宜差異過大，以避免調節呼吸次數過多而浪費時間。

19. 練氣功時所蓄積之能量，係蓄積於人體何處？

**答：**人體為一小宇宙，練功時能量係運行於身體全身經絡，以印堂穴、膻中穴、丹田為人體主要蓄積能量處。

20. 練靜功好？或動功好？

**答：**靜功、動功各有其優點，靜功屬體內運動，動功屬肢體運動，二者相輔相成，以交互練習為佳。

21. 修煉無極養生氣功有無宗教限制？

**答：**無極養生氣功並無任何宗教限制，有興趣人士均可練習，係以養生為目的，與宗教並無關聯。

22. 氣功功力的深淺如何判定？

**答：**顧名思義氣功為控制氣的功夫，控制氣的能力愈強，功力則愈強，以控制呼吸、能量、意念的導引能力，來判定功力的深淺。

23. 修煉氣功可否提升運勢？

**答：**練習氣功可增加正向能量，提升正面思考，當正向能量愈強，負向能量則愈弱，較能避免錯誤抉擇，當選擇正確方向，自然可提升運勢。

## 24. 修煉氣功有年齡限制嗎？

**答：**任何年齡均適合修煉氣功。無極養生氣功係以追求身體健康為目的，並無年齡及宗教限制。中醫常說，上醫醫未病；意謂：真正優秀的醫生係醫治尚未生病的人，所以養生首重預防；依多年教學經驗，年齡愈輕學員，打通全身經脈的時間愈短，練習成效亦佳；若以未來功力成就而論，年齡輕之練習者，在學習時間上有很大的優勢。

## 25. 練氣功爲何能讓身體健康？

**答：**以中醫的觀點，一般疾病之共同因素大致為氣血循環不良，修煉氣功的最大好處為，加速氣血循環，促進新陳代謝，能逐步提升自體免疫功能，隨著功力的累積，終究能祛除疾病，恢復身體健康。

## 26. 敲擊丹田時需要注意哪些事情？

**答：**敲擊丹田時要注意：手部的姿勢為握虛拳（避免握實拳而受傷），敲擊力道係以不痛為原則（避免過輕而效果不彰）。其正確功法為雙腳與肩同寬，小腹微縮，雙手握虛拳，敲擊肚臍以下二至三指幅丹田處，以不痛為原則。

## 27. 團體練功的好處？

**答：**人體是個小宇宙，每個人身體裡都有氣場及能量，多人一起練功時，可增強正面能量產生磁場共振，安定心神，較易專心而提高效果。

**28. 爲什麼要舌頂上顎？**

**答：**舌頂上顎係為練習氣功時產生搭橋的作用，讓氣功的行徑路線，成為一條直線，而無需繞行地倉穴。因任脈氣功能量所繞行路徑會由鼻下人中穴繞經嘴角地倉穴，每次繞行需要一至二秒時間，長期而言，將浪費練功時間，大約練功十年即會浪費一至二年。

**29. 是否可以自行依照書上所列功法，自行修練成氣功嗎？**

**答：**若經脈順暢、氣感良好、身體健康、氣血順暢者，可以依照書上所列功法自行修煉成氣功。惟建議自行修煉期間，能有氣功老師可諮詢解惑為佳。

**30. 練各式拳法時所產生的氣感，和練氣功時所產生的氣感，有何差別？**

**答：**練各式拳法時所產生的氣感，會因拳法招式停止時，氣感即消失，而練氣功時所產生的氣感，係因個人之修煉而產生，係以呼吸意念能量相結合，會達成意到氣到可隨心所欲。若太極拳練習者，亦修煉氣功，可內外兼修，可達成拳術與氣功相結合。

# 《無極養生氣功》

感謝所有成就本書的學員！

作者：曾廣中
整理：曾馨毅
校正：林國禎
插圖：左安祥、曾馨毅
封面封底文稿：林淑霞

網址：http://jjgg.myweb.hinet.net.
部落格：http://tw.myblog.yahoo.om/healthwuchi/
服務信箱 /msn：healthwuchi@hotmail.com

國家圖書館出版品預行編目資料

無極養生氣功／曾廣中 著
——初版——臺北市，大展，2008[民97.07]
面；21公分——（養生保健；38）
ISBN 978-957-468-625-4（平裝）
1.氣功 2.養生
413.94　　97009514

# 無極養生氣功

著　　者／曾　廣　中
發 行 人／蔡　森　明
出 版 者／大展出版社有限公司
社　　址／台北市北投區（石牌）致遠一路2段12巷1號
電　　話／(02) 28233123・28236031・28236033
傳　　真／(02) 28272069
郵政劃撥／01669551
網　　址／www.dah-jaan.com.tw
E-mail／service@dah-jaan.com.tw
登 記 證／局版臺業字第2171號
承 印 者／傳興印刷有限公司
裝　　訂／佳昇興業有限公司
排 版 者／弘益電腦排版有限公司
初版 1刷／2008年（民 97） 7月
初版10刷／2022年（民111） 3月

定　價／200元

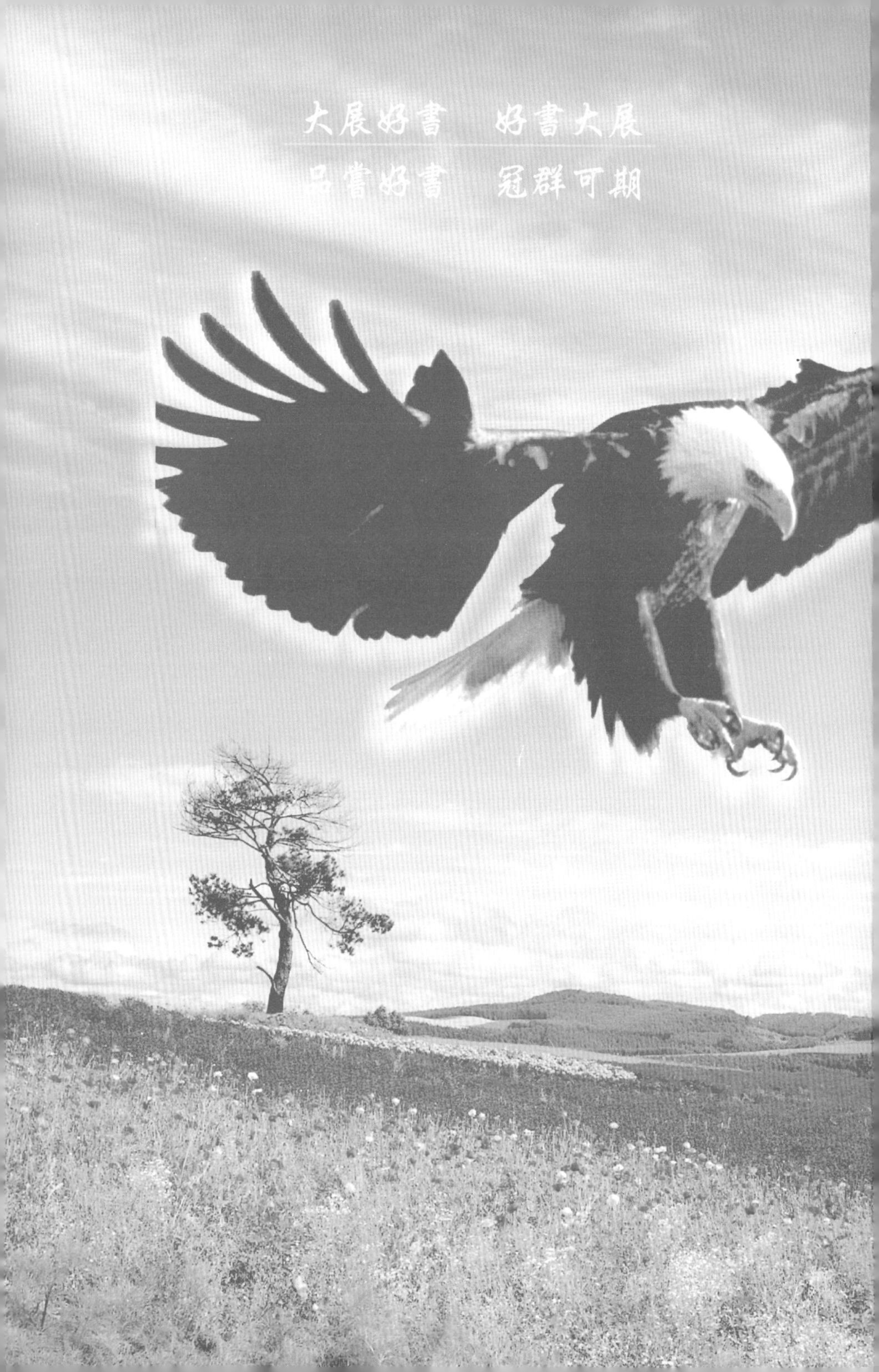
大展好書　好書大展
品嘗好書　冠群可期